康复求知录

卓大宏　著

中国盲文出版社

图书在版编目（CIP）数据

康复求知录（大字版）/ 卓大宏著. —北京：中国盲文出版社，2013.6

ISBN 978 - 7 - 5002 - 4359 - 5

Ⅰ.①康…　Ⅱ.①卓…　Ⅲ.①康复医学—文集　Ⅳ.①R49 - 53

中国版本图书馆 CIP 数据核字（2013）第 123837 号

康复求知录

著　　者：卓大宏

出版发行：中国盲文出版社

社　　址：北京市西城区太平街甲 6 号

邮政编码：100050

电　　话：（010）83190019

印　　刷：北京汇林印务有限公司

经　　销：新华书店

开　　本：787×1092　1/16

字　　数：122 千字

印　　张：11.75

版　　次：2013 年 6 月第 1 版　2013 年 6 月第 1 次印刷

书　　号：ISBN 978 - 7 - 5002 - 4359 - 5/R·680

定　　价：22.00 元

前 言

　　本书结集了我历年来在康复医学及其相关领域中的个人原创性学术观点、理论和思想。所有内容均已在专业杂志或专著上刊登过，或在各种学术会议专题报告和讲座上发表过，具体出处在文后统一列出，以方便读者进一步阅读和查考。此外，尚有少数几篇属新作，正待发表。

　　本书自序取自我于 2002 年发表在《中国临床康复杂志》上的一篇文章：《春雨足，染就一溪新绿》，该文概述了我于 1982 年至 2002 年这二十年间在康复医学上主要关注的学术问题和学术思路。2002 年至今，我基本上仍是循着这些学术关注、兴趣和思路进行工作和研究。值得特别提出的是，我近十年来，较多的精力和时间都用于进行康复专业人才培养、中老年人养生保健、音乐治疗等三个学术领域的研究和推广。有关我在这些领域的心得体会和学术贡献，请参考我出版的相关专著和本书内的相关章节。

　　本书的出版正值我从医执教 57 周年之际，谨以本书作为我多年来在康复专业学术研究上一些心得体会的一份汇报；我也诚恳地借此机会谨向 57 年来曾经对我的专业工作给予过支持、指导、鼓励、帮助和合作的前辈、师长、同学、同事和朋友们以及我的家人表示谢意和感恩之情；同时，也向支持本书出版的中国盲文出版社张伟社长和编辑人员致以衷心的感谢。并欢迎读者对本书的内容给予批评指正。

卓大宏

于广州中山大学附属第一医院

2013 年 5 月

春雨足，染就一溪新绿

——从事康复医学专业工作的回忆与体验

（代序）

中国现代康复医学的诞生可以说是在我国原来的物理治疗学和运动医学的基础上，经过引进现代康复医学的理论和技术体系并以之为主导，以学术创新的精神进行学科之间的大改组、大整合、大革新，尤其重要的是在新的进步的理念指导下塑造新的学科，最后形成一个初步具有中国特色的现代康复医学体系。

我有幸经历和见证了这一门新学科在我国诞生和发展的过程，深感中国康复医学跨世纪发展而取得的今天的成就，实在来之不易。

1. 国家划时代的改革带来了学科发展划时代的飞跃

我和我所在中山医科大学的同事早年分别接受过前苏联专家在医疗体育、物理治疗上的培训，也在医院里努力开展了这两门学科（后来合成一门学科）的医、教、研工作。然而，由于传统的局限以及学科理念的滞后，我们在这两门学科的工作虽有一定的进展和成绩，但仍不免是长期处于低水平的徘徊，效益不高，影响不大，贡献有限。

与此同时，西方在二战后兴起的新学科——康复医学却在北美、西欧和澳洲蓬勃发展。1960年以后我开始注意通过阅读国外文献学习和跟踪这一新学科的前缘拓展。国家实行改革开放新政策后，我即申请作为教育部派出的访问学者到北美考察和研修康复医学。1980 年 3 月至 1982 年 3 月先后在加拿大 McMaster 大学和多伦多大学跟随国际著名学者 John V. Basmajian 和 Roy J. Shephard 教授研修康复医学，中间两次到美国参加全美康复医学学术会议。两年的康复熏陶使我大开眼界，过去文献上读到的"rehabilitation"现在活生生地以其丰富多彩的内涵、新颖而独特的技术、显著而良好的实效，以及富于人道主义关怀的专业伦理精神，展现在我的眼前，吸引了我的身心，使我更热爱这门专业。

在 20 世纪 80 年代初期外出考察或研修的，还有当时的国家卫生部医政局局长陈仲武，他曾多次出国考察康复医学。此外，北京的吴弦光、王大觉等医师分别到美国、英国学习康复医学。1982 年底我国卫生部还应邀组团访美全面考察康复医学。与此同时，卫生部提出了引进和建设康复医学学科的策略，从此，康复医学在我国迅速兴起。由此可见，康复医学的引进和建设也是我国改革开放的产物。

2. 学科发展呼唤着一代新型的康复医师、治疗师的诞生

在北美，我目睹了美、加康复医学的发达，深感它的基础在于有一支人数众多、训练有素、水平较高的康复医师和各类康复治疗师的队伍。我回国后，在卫生部的支持和指导下，把工作重点放在康复人才的培养上。1982 年 6 月在中山医科大学成立了康复医学教研室；1983 年 1 月开办面向全国各地的康复医师培训班，9 月在临床医学系开设了康复医学课程；1985 年开始接收康复医学硕士研究生；1985 年举办了全国康复医学师资培训班；1988 年主编出版了全国第一本高等医学院校《康复医学》试用教材。1989 年，试办五年制康复治疗师（医学学士学位）专业班。1992 年，作为中国康复医学会康复医学教育专业委员会主任委员，主持拟订康复治疗师专业教学计划。1998 年，复办康复治疗师专业培训班（大专三年制）。近 20 年过去了，我很高兴地看到新一代的康复医师和康复治疗师（包括我参与培养的和全国各地的同事们所培养的以及出国归来的学子），我特别高兴看到我培养的 10 名研究生（包括 2 个外国留学生）现在都已成为各单位康复医疗科室（中心）的负责人，发挥着学科建设的中坚作用。我感到遗憾的是 20 年来尽管作了许多努力，但我国全日制正规的康复治疗专业教育的发展太慢，康复医师培训考核注册的制度也还没有全面地建立起来，但愿在进入 WTO 后，我国康复医学教育能加速与国际接轨，更快更好地培养出 21 世纪所需要的康复医学人才。

3. 国际和地区间的合作有助于加快康复医学发展

康复医学在我国起步较晚，如能注意借鉴其他国家的有益经验，吸收其先进技术，或通过合作取得技术、人才培养上的支持，就可有利于迎头赶上。我在促进国际合作方面，首先是加强与世界卫生组织（WHO）的联系。1984 年 7 月我被聘为世界卫生组织康复专家咨询团成员，1987 年 11 月中山医科大学康复医学教研室被世界卫生组织确定为"世界卫生组织康复合作中心"。我们重点从社区康复和专业人员培养方面与 WHO 合作；我有几次担任 WHO 召开的专业会议的临时顾问。此外，我也注意加强与香港地区和其他一些专业的国际组织联系，曾担任国际康复医学会委员、康复国际亚太区医学委员会主席。经常到香港和国外出席有关的康复国际会议，与香港和国际上一些专家学者建立了学术联系，争取他们到国内讲学或开展学术交流。

4. 探索中国康复医学特色领域

康复医学作为一门跨学科性的边缘学科，除了具备各科医学共有的科学性、技术性等属性之外，还具有较强的社会性，又受文化传统、风俗习惯等的影响。因此，结合中国社会的实际，我常常考虑什么是中国康复医学体系的特色领域？开拓发展这些特色领域是否可使我国对世界康复医学做出贡献？经过思考，我认为有两个可能是特殊的领域值得探索：一是中西医结合康复治疗；二是社区康复。

（1）中西医结合康复治疗：我曾系统地整理、分析和总结过传统中医药学在康复医学中的应用和贡献，在多次国际康复医学会议上加以阐释和介绍。也曾研究太极拳、医学气功的生理特点和在康复治疗上的应用；整理介绍了中西医结合的物理疗法、作业疗法。还在澳大利亚举办过题为《中国传统疗法对应激的控制》的讲习班（1988 年）。在我的一本著作里，我把中国传统康复医疗学派与临床康复学派、物理医学学派并列为中国康复医学的三大流派，并说明在中国这三个学派目前正在合流。经过分析西医和中医在康复治疗上的各自优点和特色后，我十分相信我国学者通过研究和发展中西医结合康复疗法，有望能解决人类康复治疗中许多疑难问题，从而为世界康复医学作出贡献。

（2）社区康复：我较早接触社区康复（community based rehabilitation，CBR），1985 年和 1986 年曾两次听 WHO 社区康复先驱 E. Helander 博士讲授 CBR。1986 年 8 月，我率领一个国内 10 人组成的代表团到香港和菲律宾参加由 WHO 专为中国人员举办的 CBR 讲习班。1986 年 10 月，我接受有关部门的委托在广州主办全国第一期社区康复讲习班。同年在广州金花街开始了 CBR 的试点。五年后总结了金花街的模式（中国城镇 CBR），并于 1991 年在 WHO 西太区于广州召开的九国康复工作会议上加以介绍和接受现场参观考察。此后，继续在广州和广东进行 CBR 推广和提高的观察和调研，参加全国有关 CBR 的培训和研究工作，多次在国际会议上进行有关CBR 的交流。CBR 和 CR（community rehabilitation）正在世界上成为基本康复医疗的主流，任重道远，国外许多有益的经验也值得我们借鉴。

5. 国内康复医学界的团结合作

在强调重视国际合作交流的同时，我感到我们更要重视国内康复医学界的团结合作。20 年来我在康复医学工作上的点滴成绩，都是得到国内许多专家和同行同事给予支持和合作的结果。如主编出版《中国康复医学》第 1 版（1990 年）、第 2 版（2003 年）及《中国残疾预防学》（1998 年），就得到了康复医学、临床医学、预防医学、康复工程学等许多专家的襄助。在我多年参与中国康复医学会的工作中，我深感学会是团结和凝聚专业人士的一块强力磁铁，我们专业各学会之间的团结合作当然就更能吸引全国本专业各方面的人士团结和凝聚在一起，为中国的康复医学大业的共同目标而奋斗。

6. 20 年间两次会议的不同感受

1980 年 10 月，在华盛顿举行的第 42 届美国物理医学与康复学术会议的一次招待会上，我的导师 Basmajian 教授把我介绍给一位美国专家，并说："卓医生今天下午在会上宣读了他的论文。"这位专家问我："你的论文题目是什么呢？"我答："是关于中国传统医学对躯体康复（physical rehabilitation）的贡献。"这位专家听了立即不以为然地回应我："什么？我以为对康复医学的贡献都是我们美国人做出的，中国能有哪些贡献呢?"我耐心地向他解释了我论文的要点，他不作声了。可见美国人的那种盲目优越感，看不起中国人。

20年后的又一次会议，1999年11月，还是在美国华盛顿，第61届美国物理医学与康复学术会议。这次我是应大会主席 J. Melvin 教授邀请，作为大会专题讲座（对青年医生进行继续教育的各种讲座）的外国讲学专家而参加大会。大会约请我讲的专题是《社区康复：中国的经验》。报告会上，美国著名康复医学专家 Martin Grabois 还称赞了中国的 CBR 有成绩。我心想，前后20年，美国人对中国不得不刮目相看，毕竟发现中国也能对国际康复医学做出贡献了。其实，这也是反映了中国20年来康复医学令人瞩目的长足的进步。

7. 学术观点综述

经过20年的康复医学工作的实践，我逐步形成了以下的学术观点：疾病的防治和康复应以预防为主体，以社区为基地，以中西医结合为手段，以工程技术为补充，特别重视发挥中医药及传统疗法的作用；在康复治疗工作上，强调要贯彻四大原则，即功能训练、全面康复、回归社会、提高生活质量；重视精神卫生及心理保健，主张以心理健康促进身体健康。此外，我还认为，在养生保健上，要重视医学与文学艺术相结合，研究开发身、心、智、文兼养的方法和手段，要通过智能上的雅趣自娱和文化艺术上的欣赏享受来促进自身的健康。

目　录

 第一章
康复医学的概念和内涵

　　世界卫生组织于 1976 年把康复与保健、预防、治疗并列，作为现代人类医疗卫生事业中不可缺少的一个重要组成部分。康复医学的兴起反映了现代人类对医疗保健需求的改变，同时也是科学技术和社会进步的结果。在现代医学新模式和健康新概念的基础上发展起来的康复医学，它的兴起被视为对常规的临床医学和保健医学的一次重大革新和突破。

康复的定义及其内涵要素

"康复"原意是指"复原"、"重新获得能力",用在残疾人工作领域,康复是指"帮助残疾人恢复或者补偿功能,增强其参与社会生活的能力"(《中华人民共和国残疾人保障法》1990年)。

世界卫生组织康复专家委员会于1981年曾对康复给了如下的定义:"康复是指应用各种有用的措施以减轻残疾的影响和使残疾人融入社会。康复不仅是指训练残疾人使其适应周围的环境,而且也指调整残疾人周围的环境和社会条件以利于他们重返社会。在拟订有关康复服务实施的计划时,应有残疾者本人、他们的家属以及他们所在的社区的参与。"

联合国在1993年一份正式文件中提出:"康复是一个促使残疾人身体的、感官的、智能的、精神的和/或社会生活的功能达到和保持在力所能及的最佳水平的过程,从而使他们能借助于一些措施和手段,改变其生活而增强自立能力。康复可包括重建和/或恢复功能,提供补偿功能缺失或受限的各种手段。"

综上所述,可归纳出康复内涵的五个要素:

(1)康复的对象:功能有缺失和障碍以致影响日常生活、学习、工作和社会生活的残疾人和伤病员。

（2）康复的领域：包括医疗康复（身心功能康复）、教育康复、职业康复、社会康复等方面，以便促进残疾人全面康复。

（3）康复的措施：包括所有能消除或减轻身心功能障碍的措施，以及有利于教育康复、职业康复和社会康复的措施，不但使用医学技术，而且也使用社会学、心理学、教育学、工程学、信息学等方面的技术，并包括政府政策、立法等举措。

（4）康复的目标：实现全面康复，使残疾人和伤病员能融入社会，在家庭和社会过有意义的生活，从而改善生活素质。

（5）康复的提供：提供康复医疗、训练和服务的不仅有专业的康复工作者，而且也包括社区的力量，而残疾人及其家属也参与康复工作的计划与实施。

康复医学的概念和两种功能观的比较

康复医学是一门有关促进残疾人和伤病员康复的临床学科，也是一门由医学与残疾学、心理学、社会学、工程学等相互渗透而成的边缘学科（亦称跨科性学科）。它的任务是研究、处理残疾和功能障碍的预防、诊断评估和康复治疗。它的目的是减轻或消除功能障碍及其影响，帮助伤病员和残疾人根据其实际需要和身体潜力，最大限度地恢复其生理、心理、职业和社会生活上的功能，提高其独立生活、学习和工作能力，改善其生活质量，促进融入社会。

由图1-1可见，康复的基本目标是功能恢复。康复工作始自功能评估，而落实在功能的全面康复，这也是康复医学的核心价值所在。因此，近年来国际康复医学界把康复科定位为"一个功能的学科"（Rehabilitation is a specialty of function），把康复医师定位为"一个专长于功能康复的医师"（A physiatrist is a physician of function）。

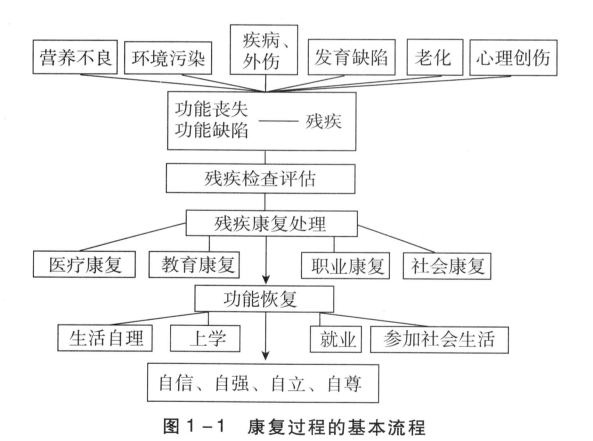

图1-1　康复过程的基本流程

康复医学学科与其他临床学科之间，在理论基础和诊疗体系上的根本区别也在于两者各有不同的功能观，详见

表 1 - 1。

表 1 - 1　康复医学与临床医学的功能观比较

功能观	临床医学	康复医学
水平	细胞、组织、器官	个体、家庭、社会
性质	分析性	综合性
范畴	生物学（解剖、生理、生化、免疫）	生物学（生理、解剖）、心理学、社会学
测量	实验室方法（＋＋＋）	实验室方法（＋） 现场试验（＋＋＋） 量表法（＋＋）
处理功能缺陷	临床治疗	功能训练、补偿、代替、增强

🌼 现代康复医学模式及其带动的模式转变

由于功能障碍和残疾的形成、发展和康复不仅与生物学因素有关，而且与个体的心理、行为因素，社会和环境的因素，以至工程技术的因素都有关系。因此，现代康复医学的模式是综合生物学、心理学、社会学、工程学而成的一个新模式，即"生物学—心理·行为—社会·环境—工程技术"模式。

上述康复医学的模式是一个综合的模式，这个模式强调了"功能"的元素，体现了要运用各种相关的手段促进功能的恢复，"功能"的观点、元素也因此而渗入到疾病、病因、治疗、医疗服务等模式，引起了医学上多个领域旧模式向新模式的转变，见表1-2。

表1-2 康复医学带动的医学上六个模式的转变

	旧模式	新模式
疾病模式	病因作用→病理变化→症状	病因作用→病理变化→症状→功能障碍
病因模式	生物学因素→疾病	生物—心理—社会因素→疾病→功能障碍
治疗模式	病因治疗⌉控制病因 症状治疗⌋消除症状	病因治疗⌉控制病因 症状治疗⌉消除症状 功能治疗⌋恢复功能
医院模式	单纯医疗型（内向型）	医疗、预防、保健、康复型（一体化医疗卫生服务）（内向＋外向）
医疗思想	单纯救死扶伤	既救死扶伤，又振弱助残
医务人员角色	治疗者、健康施予者	健康（功能）促进者、教育者、治疗护理者

🌸 康复医学工作的四大原则

康复医学是一门功能性、整体性、社会性、人文性（关注生活质量）都很强的学科。因此，康复医学工作强调要贯彻执行以下四大原则：

（1）功能训练：康复治疗的着眼点在于恢复和发展人的功能活动，包括运动、感知、心理、语言交流、日常生活、职业劳动、社会生活等方面的能力，重视功能的检查和评估，采取多种方式进行功能训练。

（2）全面康复：康复的对象绝不仅仅是障碍的肢体，而是整个人，是具有生理、心理、职业、学习、社会生活等方面功能活动的整体的人，因此，要从以上各方面进行全面的康复。

（3）融入社会：康复的目的是使伤病员或残疾者通过功能的改善和/或环境条件的改变而能够重返社会，参加社会生活，履行社会职责。

（4）提高生活质量：康复的后果应直接反映在伤病员或残疾者的生活质量得到不同程度的改善和提高。

残疾人功能康复需求的层次

残疾人功能康复的具体需求是分层次的、递进的，而需求评估的基础又在于对其剩余能力（residual functional ability）与生活和工作功能上的需要（functional needs）有明确的分析。为使功能训练更好地符合伤患人士和残疾人士的现状和发展的需求，应当对残疾人功能康复需求的各个层次有清晰的了解，详见图1-2。

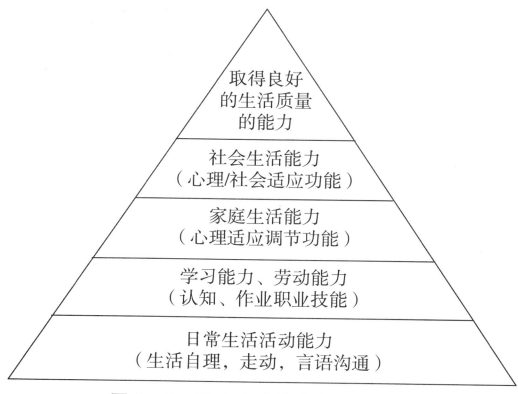

图 1-2　残疾人功能康复需求层次

🌸 功能康复的策略

　　康复治疗通过功能的增强、代偿、代替、矫正、调适等手段尽量恢复患者生活、劳动（工作）、学习所需的能力，常用的有以下十大策略：

　　（1）预防为主：通过合理生活方式、安全环境、安全生产、安全交通等环节预防伤害事故及致残性疾病的发生。

　　（2）早期干预：包括早期治疗、早期康复等及时处理的措施，争取较好的康复效果。

　　（3）功能取向：康复着眼点不但要救死扶伤，而且要恢复功能，包括日常生活及学习、劳动工作、参加社会生活等方面的功能。

（4）缺者补之：如截肢或先天性缺肢者用假肢补偿。

（5）偏者矫之：如对有畸形、变形、偏离正常姿位和形态的关节肌肉用矫形器加以矫正，并通过矫正性训练进行功能或形态的矫正。

（6）弱者强之：功能减弱（如肌力、耐力、关节活动度、运动素质下降）及劳动能力减弱者，要通过强化性训练而增强其力量、耐力、劳动能力；对有听力、视力、步行能力减弱者，要通过助听器、助视器、助行器及步行训练等增强其能力。

（7）软者撑之：躯干四肢、关节肌肉软弱无力、不能维持在正常位置者要用支具（矫形器、夹板）、特殊坐具、立具支撑躯干和四肢在正常位置上。

（8）失者换之：当关节失去正常结构和功能，以致有严重疼痛和严重活动障碍时，如有可能要进行关节置换术，以新换旧。此外，原来身体功能已经失去，不能以正常方式进行活动者（如脑卒中偏瘫、失语、失认，甚至行走、转移运动方式已变得异样），需重新训练，建立新的活动定型或活动方式，也就是说，换以新的方式进行活动和生活。

（9）以心强身：把身体的康复与心理和精神的康复密切结合起来，而且要重视以心理的健康促进身体的康复。

（10）以文练人：以康复文化促进康复工作成功地塑造新人。

康复医学的三大学派

从世界范围而论，目前康复医学存在着三大流派，即临床康复派、物理医学派和中国传统康复派。

一、临床康复派

临床康复医学是当今康复医学的主流，也是康复医学学术上的核心和精髓所在。最能体现康复医学作为一个学科的特点的也是临床康复。

1. 学术观点

（1）康复医学是一门临床学科。

（2）康复医疗贯穿在临床各阶段，从急性期到恢复期或慢性期。

（3）康复医疗的对象不仅是能够步行的、残疾或功能障碍程度较轻者，而且也包括需要住院的、有严重功能障碍的残障患者，通过运用各种康复治疗手段和必要的临床处理，帮助他们得到力所能及的康复。

（4）康复医学应致力于整体康复。

（5）康复医学的知识和技术应渗透到各临床学科。各临床学科的医师都应建立起康复的观念，掌握康复医学的基本知识和技能，关心患者功能的恢复，用适宜的防治和康复的手段促进患者身心功能尽量得到康复。

（6）康复医学学科应与其他相关临床科室紧密联系和合作，以便有效地进行综合的临床康复的治疗。

2. 康复实践

（1）康复手段：在康复医疗的实践上，临床康复学派主张实行诸多措施，包括广泛应用功能评估、物理治疗、作业治疗、言语治疗、心理治疗、康复工程（含假肢及矫形器装配使用等）、康复社会工作、康复护理，以及必要的药物治疗及其他相关的临床处理。

（2）科室设置：最好在综合医院内设置康复医学科；单独设置的康复医疗机构（康复中心或康复医院）应与附近的综合医院密切联系，以便能分享必需的临床技术资源，或取得有关临床科室的协助和支持，反过来也有利于推动康复观念和技术在综合医院普及。医院的康复医学科室应设病床。

（3）治疗方式：康复治疗采用跨科性治疗方式。所谓跨科性治疗，是由参与治疗的各个专科（或专业）的治疗人员，组成一个治疗小组，围绕着患者的康复目标，在治疗上及时横向沟通，紧密协作，形成合力，使能高质量、高效率地取得预期的康复结果。跨科康复治疗小组除了成员之间经常地、非正式地沟通外，还通过治疗小组会议制订综合的康复治疗计划和评估康复效果。此外，康复治疗组也努力使康复治疗为患者的全面康复服务，包括回归家庭和社区、上学和就业的训练。

（4）人员培训：在康复医师的培训计划内，应安排一定时间在有关临床科室轮训（如神经科、骨科、内科、儿科等），加强临床基础。

（5）专业发展：康复医学应按系统疾患或残疾分科发展，建立起二级学科（又称亚专科），如神经科康复学、骨科康复学、儿科康复学等，康复医师也应按亚专科的分科定向发展。

二、物理医学派

物理医学作为一个专科，早在 20 世纪两次世界大战之间就逐渐发展起来，它的前身是物理治疗学，早期的主要治疗手段是按摩、瑞典式矫正体操和为数不多的简单形式的电疗（直流电和感应电治疗）。第一次世界大战和 20 世纪 40 年代初期小儿麻痹症的流行，留下了许多年轻的残疾者，迫切需要对此应用物理因子进行预防、诊断和治疗，促成了物理医学的发展从单纯的物理治疗发展到综合医疗、科研和教学的物理医学。这个重要的飞跃吸引了许多医师参加这一专业的工作，在他们的推动下，物理医学逐渐成为一个专科。1943 年英国成立了英国物理医学学会，1947 年美国成立了美国物理医学学会。

第二次世界大战后，由于康复医学新概念和新技术的出现，在美国出现了物理医学与康复两个专业联合发展的趋势，甚至形成康复医学的新体系。在美国，这个新的体系也称为"物理医学与康复"。

物理医学派的学术观点和专业实践上的特点可综述如下：

（1）学科内涵：认为物理医学是一门应用光、热、冷、水、电、按摩、手法、运动和机械装置而进行诊断和治疗疾病的专业，物理医学要求医师应用其医术和专门的生物物理学方面的知识来诊察和治疗患者，以保持健康和预防疾病。

（2）专业范围和诊治对象：物理医学派学者认为本专业的范围是诊治躯体性疾患，而且主要是神经肌肉疾患和肌肉骨骼疾患。

（3）诊治手段：物理医学在诊断神经肌肉疾患时，重视使用电生理学诊断，现代常用的有肌电图检查、神经传导与反射检查、诱发电位检查等。物理医学的治疗手段主要使用物理因子治疗，传统的理疗手段包括电疗、光疗、热疗、冷疗、水疗、超声治疗、磁疗、按摩等，现代也把运动功能训练、体位转移训练（如由卧床位转移至坐位，由轮椅坐位转移为侧坐位等）纳入物理治疗范畴。

（4）科室设置：物理医学派如果还没有与临床康复联合，往往会在医院单独设置物理医学科或理疗科。在欧洲一些国家，也有把物理医学科或理疗科附设在风湿科或矫形外科（骨科）之内。这样设置的物理医学科或理疗科不具有临床科室的性质，只是接受临床科的转诊治疗，或由理疗医师直接转介病人进行具体的物理治疗。

（5）专业发展：物理医学派专业人员的发展和培养以不同的物理因子疗法为定向，如培养电疗专家、水疗专家等，并要求有扎实的生物物理学或医学物理学的基础。

三、中国传统康复派

中国传统康复，或称中医康复学，是康复医学的一个学派。在中国，中医康复学是现代康复医学不可缺少的、占有重要地位的一个组成部分。

中医康复学是以中医理论为指导，运用中医传统的方法，促进患者康复的一门学科。它有自己一套关于功能康复的理论、技术和方法。随着历史的演变，中医康复学不断发展和提高，在为伤病员和残疾者的服务中，证实了自己在康复方面所具有的宝贵的价值。

1. 学术观点

中医康复学在观念上的一些特色，一方面来自中医学理论的渊源，同时也与中国的社会文化传统有关，形成了中医学本身的特色和优势，中医康复学在学术观点上特别强调以下几点：

（1）整体康复与辨证康复相结合。强调以平衡阴阳、调补气血、增强体质作为功能恢复的基础，并强调天人合一，从顺应自然、适应社会中求得个体的康复。在康复医疗中采用因人而异、因证而异的个别化辨证康复，使康复治疗更有针对性，从而提高疗效。

（2）养生康复与临床康复相结合。重视养生是中医康复学的一大特色。养生的实质是充分调动个体的主观能动性，充分利用主客观条件，通过个人卫生和保健，达到防治疾病和康复的目的。养生是一种带预防性的、积极主动的康复手段。养生贯穿在预防、治疗和康复的整个过程中。不但要对伤病残者进行积极的临床康复治疗，而更重要的是要通过采用独特的、丰富多彩的养生手段预防伤病残的发生和发展。

（3）形体康复与情志康复相结合。中医康复学重视在康复过程中"形体"（身体）与"情志"（心理、精神）之间的相互作用，重视情志因素对伤病残的发生和发展的影响。因此，在养生、康复中注意"形神兼养"，既有一套形体康复的手段，又有一套情志康复的手段，特别强调培养和保持轻松平静的心境以对抗和克服"七情"的损害，从而促进康复。

（4）自然康复与药物康复相结合。中医康复学固然利用传统中药的优势，以内服和外治的方式，对许多伤病残的情况，发挥了有效的治疗作用，促进功能的恢复；但中医康复学更强调使用有其独特风格的自然疗法，如利用太极拳、八段锦、易筋经、气功等"功夫"，以及食用天然保健食品的"食饵疗法"，促进康复。在非药物疗法中，针灸、推拿按摩也是中医康复的重要手段。

2. 专业实践

（1）适用范围：中国传统康复防治方法对各系统疾患伤病人和残疾者功能的康复都能发挥积极的作用，尤其在骨伤科疾患和老年病方面，更有其独特的经验和优良的效果。在骨伤科患者的康复上，中医康复学运用外敷内治、手法治疗、推拿按摩、功夫锻炼，有效地促进功能的康复；又因为中国素有敬老传统，历来对老年性疾病的康复十分重视、积累了丰富的经验，尤其对老年人的内科慢性病的调补康复常能收到显著的成效。

（2）康复手段：常用针灸、按摩推拿、太极拳、八段锦、吐纳调息、食饵疗法及中药治疗。

针灸：多用于治疗瘫痪、疼痛，促进神经系统及骨关节系统致残性疾患的康复。近年来有报道称，其对中风失语者、脑瘫患儿的语言障碍也有一定疗效。

推拿按摩：多用于腰痛、颈椎病、肩周炎及其他骨伤科疾患的康复治疗，以中医经络学说理论为指导。中医推拿按摩自有其特色。

太极拳：作为一套舒展、柔和、圆畅、运动强度较小的保健体操和医疗体操，太极拳又通过身心相互作用起到舒缓精神压力、降低心血管紧张度的效果，有利于保持精神卫生，促进心理康复，防治高血压、冠心病；太极拳运动还能训练定向力，增强腰腿力，提高身体活动的协调性，从而改善平衡能力，预防跌倒，对中老年人尤其适用，国内外已用于康复治疗中。

八段锦和易筋经：这两套中国传统的保健体操属于刚劲用力、壮筋骨、强肌肉、增气力的功夫，常用于骨伤科患者恢复期锻炼骨关节和肌肉功能之用。普通人练习这类体操有助于预防骨关节及软组织疾患，保持良好姿势。按摩推拿、手法治疗人员自身经常练习易筋经或八段锦，可以保持良好的体力和臂手的劲力。有心脑血管疾患的老年人练习八段锦、易筋经要谨慎。

吐纳调息法：吐纳法就是呼吸体操，调息法就是通过调整呼吸（做到细、深、长、慢、稳、静、悠、匀）来放松身体（调身）和放松精神（调心）。吐纳调息法可视为中国传统的松弛疗法，对心理康复和许多慢性病患者的身体康复有其独特的良好作用。

食饵疗法：通过有滋补作用的中药材和保健食品组合成有专门的预防、治疗和康复作用的食疗处方，经加工烹调成保健性和康复性的饮膳，用于增强体质、调补血气。按现代药理学分析，许多用于食疗的中药材和保健食品，具有增强机体免疫力、抗疲劳和抗衰老的作用。

中药疗法：通过辨证施治用中药促进康复，必要时可配合其他康复手段使用中药。

四、学派之间的联合和交流

康复医学体系内各流派经常处于一种动态的发展中，主要的趋向是相互合作、相互联合，向着临床康复合流。

以物理医学派而论，在美国，该专业已与临床康复结合成为"物理医学与康复"，这一名称与康复医学为同义语。在中国，物理医学在20世纪50年代传入中国，早期受前苏联的物理医学派影响较大。现代康复医学于20世纪80年代初期传入中国，以后，物理医学逐渐融合在临床康复之中。

至于中国传统康复派（中医康复学派），它正向现代化的方向发展，与临床康复学派相结合。在这个过程中，一方面，传统的理论、技术和方法将得到继承、提高，发扬其精华，推陈出新；另一方面，将吸收西方现代康复理论和技术的长处来补充自己，发展中医传统康复，成为中西医结合康复学。

康复文化

康复文化是指有关对残疾、残疾人和对康复的观点、观念、态度、行为、精神、表现及风尚、习惯等的统称。积极的、进步的康复文化是推动残疾人全面康复的重要力量。

应当努力提倡反映以下精神和风尚的康复文化：尊重理解的文明观念，平等参与的共融精神，自主自强的坚强意志，扶弱助残的关爱风尚，发展潜能的康复意识。

1. 培育和弘扬康复文化

为了充分发挥康复文化在推动康复事业中的作用，有必要通过多个环节积极培育和弘扬康复文化：

（1）在国家、地区和部门的有关法规、规范中，明确提出康复文化的内容以及培育、弘扬康复文化的要求。

（2）在各层次培训班中进行有关康复文化的教育和培训。

（3）康复管理人员、专业人员带头发扬康复文化，以身作则。

（4）在康复治疗过程中，自始至终对伤病员及其家人进行康复文化教育和辅导。

（5）康复机构的环境要求有浓厚的康复文化氛围。

（6）社区康复要把培育和发扬康复文化精神作为其中一项工作内容，对社区全体人员进行教育。

（7）通过媒体，对社会公众及各界人士进行康复文化的宣传教育。

2. 现代文明社会的残疾人观

（1）在公民权利上，残疾人在政治、经济、文化、社会和家庭生活等方面享有同其他公民平等的权利。因此，必须维护残疾人应有的权益，保障残疾人权利的实现。

（2）在活动能力上，残疾人在个人生活、学习、劳动和社会生活等方面，有不同程度的困难，这是由残疾和社会环境因素造成的。因此，国家在法律上规定对残疾人给予特别扶助，减轻或消除残疾的影响和环境的障碍，并采取教育和康复的措施，以利于残疾人克服活动上的困难，特别是增强参与社会生活的能力，促使其融入社会。

（3）在潜能和才智上，残疾人具有自己的聪明才智和潜能，就算是智力残疾者，也具有不同程度的学习和进步的潜力。残疾人经过康复或提供康复服务，改善外界条件，他们的聪明才智和潜能就可得到发掘和发挥，从而不同程度地改善自己的活动能力，提高生活质量，并为社会作出贡献。

（4）从人类学和社会学的观点看，残疾人也属于地球上、世界上和社会上的普通人。因为所有普通人都有其自身特殊的、与众不同的一面，并不是每个人都相同的，正如当代残疾人杰出代表、英国著名天体物理学家S. W.霍金教授所说："我们所有人都是互不相同的，世上并没有所谓'标准人'或从一个模板制造出来的人，但是我们都分享着共同的人类精神"。所以，千万不能把残疾人看成是"奇怪的人"、"另类的人"，而应该以多元化的、共融的、一视同仁的观点看待残疾人。

《国际功能、残疾和健康分类》的理论模式及其启示

2001年5月，联合国第54届世界卫生大会通过实行新的国际残疾分类，即《国际功能、残疾和健康分类》（International Classification of Functioning, Disability and Health）简称ICF，这一分类系统的理论模式如图1－3所示。

这一模式反映了近年来人们对功能概念、残疾概念、

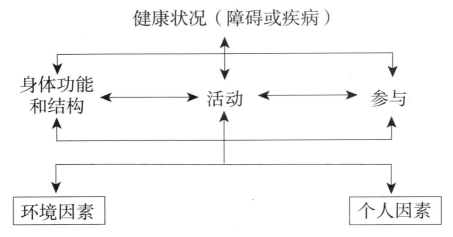

图 1-3　ICF 分类系统理论模式

健康与康复概念的新的认识，对康复医疗工作有很大的启示。

（1）要从正面的意义、社会的意义理解残疾，要从个人日常生活活动能力和社会参与能力受限的范围和程度进行评估，并以恢复、调整或补偿上述活动和参与的能力作为目标制订康复计划。

（2）为了能够全面而有效地从事个人日常生活和参与家庭生活、社会生活，人类的功能应当充分地、平衡地发展。残疾人的功能康复也应当在生活自理、行走方便、言语交流、家庭生活、人际交往和人际关系、教育培训、就业、经济生活、社区/社会生活和公民生活等方面，充分而平衡地发展其能力，使之能全面地从事和参与上述活动。

（3）要重视影响功能障碍的背景因素，包括个人因素和环境因素。在康复工作中要十分重视对个人因素和环境因素进行干预，使之发生有利于残疾人康复的改变。在个人因素方面，要特别注意其一般健康情况、生活方式、行为方式、个人心理状况等；在环境因素方面，要特别注意家庭、工作场所、学校环境，以及是否有无障碍环境、康复服务设施、辅助器具提供等。

（4）功能障碍的发展有双向性，即可因不利的个人因素和/或环境因素而继续向坏的方向发展（障碍加重），也可因个人因素和/或环境因素的改善得到逆转而向好的方向发展（障碍减轻，能力改善），而康复治疗和干预在此可发挥积极的、重要的作用。

《世界残疾报告》对康复工作的启示

《世界残疾报告》已于 2011 年 6 月正式发布，这本由世界卫生组织、世界银行联合发起和组织编写的划时代文献，通过客观的记述和科学的论证，提出了许多有关残疾问题和残疾人工作的新理念和新愿景，对世界和我国的残疾人康复工作有很大的启发。

（1）在 ICF 的基础上，进一步论证了环境是促成残疾和造成残疾不利影响的一个重要因素，正是由于个体（个人）因素与环境因素相互作用，产生了有关残疾和功能障碍的各种消极的影响。

（2）残疾问题的工作模式在最近二三十年来，已经逐渐地从医学模式向社会模式转变，七年前联大通过的《残疾人权利公约》和 2011 年发布的《世界残疾报告》都是反映了应该着重从社会的角度对待和处理残疾问题，强调要消除环境的障碍才能让残疾人融入社会。

（3）要了解和更多关怀残疾人中的最弱势者，即残疾妇女、残疾老人、贫困家庭的残疾人、精神残疾者、智力残疾者和严重的多重残疾者，他们最需要支持和帮助。

（4）有许多致残的障碍是可以避免的，由残疾所致的不利是可以克服的。要消除致残的障碍（包括保健医疗、康复、生活服务的缺乏和不足，以及环境、教育、就业等方面的障碍），有赖于国家政府的战略规划和国际国内社会有关方面的通力参与和合作，为消除残疾和障碍提供计划项目、资金、人力资源、社会风气（公众意识）和科研成果。

（5）要在社会上创建一个"致能环境"（enabling environment），包括物理的、社会的、态度的环境，这是一个从更积极的方向促进残疾人融入社会的战略性目标，让残疾人能够在一个家居、通行、工作、通讯、交流、社会生活和人际交往无障碍的环境下，充分发挥其潜能，尽量拓展和增进其能力，得以融入主流社会生活，提高生活质量，为社会做出贡献。尽管创建"致能环境"是一个浩大的、长期的、多领域的工程，也是一个政策性、技术性、人文性都很强的工程，但《世界残疾报告》高瞻远瞩而又实事求是地第一次系统而全面地提出"致能环境"建设的现状问题、创建策略和展望，提倡循序渐进、因地制宜、专业化和社会化并重的方针，逐步提高"致能环境"的标准和成效，从而打通残疾人士融入社会的一条最为关键的渠道。

《世界残疾报告》之所以能够成为一部在现代残疾人工作上具有权威性、指导性、创新性、继往开来的经典文献，并不是偶然的，编著者注重调查研究、科学论证，在全球范围广泛搜集数据和证据，按照循证原则，寻找最有成效和成功的案例或模式加以分析推介。全书引用的参考文献共 1592 篇，其中一些核心性数据更是采用国际最权威的全球统计资料；在组稿和审稿过程中，注意听取和吸收全球范围残疾人工作者、专业人员和专家、残疾人组织、残疾人士及其家属等代表的意见。书中的内容不仅有事实和状况的记述，更有问题的分析和讨论，以及解决问题、推进工作的建议，具有很强的理论性和实用性。

编著者把对残疾人工作的满腔热情和严谨的工作作风与方法结合起来，其精神是值得我们康复医学界学习的。

Empowerment 的内涵及社会康复的主要措施

Empowerment 中文译为"促权"、"赋权"、"赋能"或"增进自主、自立的权力和能力"，属现代管理学、人力资源开发及管理工作等领域的专门术语。应用在残疾人工作、残疾人事业管理上，"empowerment"是指给残疾人以及其家人培训技能，提供必要的资源、机会与鼓励，以及在法律、法规上提供保障与支援，以便帮助他们有权力和能力主动提出自己的问题、参与解决自己的问题、自己作出相应的决定，并改善残疾人个人在日常生活、工作中的表现和社会服务能力，培养责任感和自律的意识与能力。

实现残疾人社会康复的主要措施包括以下几个方面：

（1）建设无态度障碍的心理—社会环境（残疾人不受歧视，社会上形成关爱残疾人的助残风气）。

（2）建设无通行障碍的物理环境。

（3）改善残疾人的经济环境。

（4）改善有关维护残疾人权益的法律环境。

（5）改善为残疾人提供服务的各项设施和制度。

（6）鼓励和促进残疾人参与学习、工作、文娱、休闲、文化体育等社会生活。

（7）为残疾人保障权利和增加能力，以便在社会生活中能有更多的自信、自主、自立。

我国当代康复医学发展趋势的展望

1. 专业人才培养将稳步走向规范化，逐步与国际标准接轨

目前已具雏形的康复医学专科医师培养制度将进一步完善，培养质量将进一步提高。康复治疗师的专业教育将在调整、改革和建设中逐步向以下方向发展：

（1）从设置康复治疗单一专业转为分别设置物理治疗专业、作业治疗专业；逐步创造条件在一些院校正式开设语言治疗专业。

（2）PT、OT教育的课程设置、教学大纲规范化。

（3）建立开设PT、OT教育专业的评估准入制度。

（4）建立物理治疗师、作业治疗师的职业系列和资质认证及准入制度。

（5）加快培养和建立一支胜任PT、OT专业教学、训练有素的教师队伍。

2. 学科纵深发展的一个重要方向是老年神经精神疾患的康复和老年骨科疾患的康复

过去 20 多年，国际医学界尽管开展了"脑的十年"（1991～2000 年）和"骨关节十年"（2001～2010 年）的重点研究，然而，相关领域上许多学术和医疗、康复问题还远远没有解决，有待继续努力。

著名康复医学家 J. Delisa 于 2005 年曾说过："在 20 世纪，康复工作较多地集中在运动系统的康复，我想新世纪里，感觉和认知缺陷的康复将有重大的进展。"

2009 年中科院发布的资料显示，未来 40 年我国人口老龄化将导致神经退行性疾病发病率显著上升，解决认知、行为与精神障碍，实现个人的身心全面健康，已成为国家的迫切需求。

由上可见，老年神经康复学（geriatric neurorehabilitation）以及与老年骨科退行性疾患与损伤康复有关的老年骨科康复学（geriatric orthopedic rehabilitation）无疑地将成为未来康复医学发展的一个重要方向。

3. 学科横向发展的一个重要趋势是工伤康复将蓬勃兴起

目前全国正建设一个有标杆式意义的工伤康复示范中心基地。主要的协议工伤康复机构作为工伤康复主要网点，全国现已有 30 多所。近几年来工伤康复学科的建设及服务规范的制定已做出了显著成绩，预期在今后十年，全国工伤康复机构将在数量上和质量上会有更大的发展和提高，成为康复医学分支学科中的后起之秀，尤其在慢性劳损性工伤的康复、工伤人士回归工作岗位和社会的职业社会康复，以及基于人体工效学干预的工伤预防的研究和服务，将会有新的开拓和进展。

4. 新世纪康复医学将日益显示其多元化的发展，包括专业化、工程化和社会化

（1）专业化：指的是深化临床康复专业的研究和开展亚专业的建设。

（2）工程化：指的是康复医学与工程技术的深度结合，从而大大地提高康复医学的技术含量（尤其高新技术的含量）和康复成效。新世纪的康复医学要采用"认知技术学"（cognitive technology）、"生活质量技术学"（QOL technology）等改善认知功能和提高生活质量。为此，许多高新技术应运而生，如虚拟技术（VT）、增强技术（AT）、康复机器人技术、人脑—电脑界面技术（BCI）、智能假肢、电子矫形器以及其他多种实用辅助技术及其产品——辅助器具。

（3）社会化：主要是指康复医学普及到社区，支持社区康复的开展，实施三级康复医疗；充分运用社会资源，在社区的层次上开展残疾的预防和慢性病及伤残的康复治疗。此外，社会化也指康复医院/康复中心要加强院内社会工作部门支持伤残人士全面康复。

5. 建设信息化康复医院/康复中心

为了提高康复医疗机构管理效率和质量，提高康复医疗的成效，需要实施信息康复、远程康复、远程培训，以及密切康复机构与社会的联系，密切康复医务人员与伤病

和残疾人士的联系。因此，利用电脑和信息技术建设信息化康复医疗机构，是一种智能化发展的选择，用形象一点的说话来描述，就是要建设一所"无墙的康复中心"（a rehabilitation center without walls），这也是我国康复医学界要争取在不久的将来实现的一个目标。

6. 建立新的有效机制，进一步加强卫、民、残、保四大部门的紧密协作

我国未来康复医学事业的发展有赖于疏通"瓶颈"，尤其是专业人才队伍的培养和建设、康复治疗费用的医保覆盖、三级康复网络的建设、残疾人保障系统及支持性服务的加强，都有赖于主管康复事业的部门，如卫生、民政、残联、人保（人力资源与社会保障）等部门的通力合作，相互协调，优势互补，形成强大合力，克服发展中的障碍，开拓宽广的前途。这种宏观的协调和合作，统一行动，在政策和策略制定上、在计划和管理上、在法规和制度上，以至在资源的整合和保障上，尤为重要。相信这种部门之间在康复事业上的宏观合作和协调，会在过去积累的经验的基础上，今后将进一步得到加强和完善，建立起更有效的合作机制。我们也相信，这种合作和协调也会在不同系统的康复学会之间、康复机构之间和康复专业人员之间得到有力的体现。

 第二章
康复治疗与康复预防

从国际上看，21 世纪初时代的特点给当代人类社会作了如下的定性和定位：它是一个老年化社会，也是一个知识化社会，又是一个全球化社会，更是一个以人为本、以社区为本、以效益为本的社会。这样一个社会对康复医学、康复治疗和服务提出了许多新的挑战，也提供了难得的发展新机遇。为了适应这样的新形势，康复医学界对学科的发展、专业水平的提高和效益的提升，都要建立起新的思维、新的观念和新的行为模式。

康复治疗新思维

（1）和谐的康复环境要靠技术、感情和服务三大支柱来构建。换句话说，良好的康复结局来自于良好的技术、良好的感情态度和良好的服务，三者缺一不可。由此可得出如下的康复公式：

康复结局：R = T + E + S

其中，R 指 rehabilitation outcome，代表"康复结局"或"康复成效"；T 指 technology，代表"技术"；E 指 emotional quotient，代表"情商"，如康复人员的爱心、态度和人文关怀精神及康复对象对康复的信心和合作精神、积极性；S 指 service，代表"服务"，包括有无康复服务的提供及服务的条件、质量、效率等。

行动：从康复医师、治疗师、护士到康复管理人员甚至高层领导，都应当努力提高康复能力、构建康复和谐环境。康复能力包括了技术、对伤患者或残疾者的感情，以及服务质量。

（2）既要重视康复专业机构和技术，又要重视社区和人。

行动：当前要积极发展以残疾人为本的社区康复。专业机构应当支持社区康复。

（3）既要重视残疾人个体的医疗康复问题，也要重视解决残疾人群体发展的社会康复问题。

行动：社区康复应当采取医学—社会模式和发展

模式。

（4）既要重视身体运动的功能训练，也要重视心理行为和社会生活等方面的功能训练、调整和适应。

行动：加强医疗康复中的心理行为康复治疗。

（5）既要重视基本的运动功能训练，也要重视充分应用辅助器具和工程产品来改善、补偿、代替与延伸功能，促进康复。

行动：积极发展康复工程技术的研究和产品供应；加强康复医疗人员与康复工程人员全方位的合作。

（6）既要重视发展现代高新康复科技，又要重视发展普及性的康复领域的适用技术（appropriate technology）。

行动：积极研究开发康复医疗和康复工程等方面的适用技术。

（7）既要重视临床康复，也要重视出院后的后续康复（家庭和社区康复）。

行动：努力探索和建立连贯性的、无间断的康复服务的形式和机制。

（8）既要重视引进西方现代康复技术，也要重视挖掘、整理、提高祖国医学的康复治疗方法。

行动：加强中西医结合康复治疗，推进康复技术创新。

（9）既要重视康复治疗专业教育培训标准的国际化，又要重视实现国际标准的本土化。

行动：总体目标和原则与国际标准接轨，具体步骤和措施要考虑本土条件，体现本土特色。

现代康复功能训练新概念

在众多的康复治疗手段中，功能训练处于首要的核心地位，许多康复治疗本身就属于功能训练或辅助功能训练。为了提高功能训练的效果，促进患者康复，康复医学界重视在功能训练的理念和技术上不断创新。

1. 各种不同性质的功能训练

功能训练的内涵包括：功能的增强、发展、代偿、补偿、代替、调整、矫正、适应，以此达到功能恢复或重建和发展的目的。

残疾人或伤患者的功能障碍常表现为：①原有功能减弱（退）或消失，但为暂时性，经治疗后可逆转得到恢复；②原有功能永久性减弱或消失；③功能活动方式变异。应针对以上三种不同情况，开展有针对性的不同性质及不同作用的功能训练，从而达到功能的恢复或重建和发展的目的，见表2-1。

表2-1　各种不同性质的功能训练

训练种类	应用举例	附注
增强性训练（strengthening）	◎增强肌力，增大关节运动范围 ◎改善日常生活活动能力 ◎改善步行能力 ◎提高心肺耐力 ◎改善认知能力	按循序渐进原则；利用器械或不用器械

（续表）

训练种类	应用举例	附注
发展性训练（development）	◎学习新的技巧 ◎发展职业劳动能力	
矫正性训练（correction）	◎矫正异常的姿势、步态 ◎矫正运动方式、呼吸方式等	
代偿性训练和补偿性训练（compensation）	◎佩戴助听器、使用助视器的练习 ◎使用日常生活辅助用具、器具 ◎以拐杖、轮椅补偿步行能力缺陷 ◎以支具、矫形器、补偿关节不稳、肌肉无力 ◎以运动治疗代偿心肺功能不足	补偿听力/视力损失；补偿日常生活活动能力缺陷；按病理生理学原理进行代偿性练习
代替性训练（substitution）	◎用假肢代替截断的下肢或上肢	进行佩戴假肢的训练
调整及适应性训练（adaptation）	◎心理情绪调整训练 ◎社会适应技巧训练	

2. 心理和社会功能训练

WHO 在 1998 年发布的一份关于 21 世纪人类生命健康展望的报告中，重申了健康的定义："健康是指身体上、精神上和社会生活上处于一种完全健适的状态，而不仅仅是没有疾病或虚弱"。最新的 ICF 中不仅有身体结构和功能的领域，而且也有个人生活的活动和社会生活的参与这两个与心理—社会功能密切相关的领域。因此，康复的功能训练不但包括身体功能的训练，而且也包括心理—社会功能的训练。

现代心理—社会功能训练的内容可以包括以下十个项目：

（1）对待健康、疾病、残疾和康复的心态调适。

（2）心理情绪的调适和控制训练。

（3）对付应激（突发事件造成的紧张、精神压力）的技能训练。

（4）人际交往一般技巧训练（待人接物等）。

（5）与家人、亲友的相处技巧和家庭生活调适训练。

（6）与工作单位同事的相处技巧及人际关系调适训练。

（7）参与社区生活的心态调适训练。

（8）人际语言沟通技巧训练。

（9）参与社会生活的衣着、仪容、个人卫生的调适训练。

（10）休闲娱乐活动技能的训练。

❀ 优秀康复治疗师的七个好习惯

1. "整体治疗" 的习惯

整体治疗（holistic approach）也称全人治疗，指全面照顾身（physical）、心（psychological，mental）、社（social）、灵（spiritual）四个方面的健康和功能。

2. "以人为本" 的习惯

以人为本的治疗即指以病人为中心（patient-centred）开展治疗。主要应注意以下五个方面：

（1）充分了解病人的处境。

（2）重视解决病人康复的需求。

（3）支持病人学习和掌握新技巧、养成新习惯。

（4）支持病人及家属康复的努力。

（5）陪伴、辅导：亦师亦友，"多给病人一分钟"（陪伴、辅导）。

3. "目标专注" 的习惯

目标专注（target/goal-oriented）就是指康复治疗要有明确目标。目标应个体化、清晰、明确，靠具体的、有序的计划去达成目标。

4. "足适为主" 的习惯

康复治疗主要追求足够的/适合的功能：要 adaptation（改良、适应），不一定要 perfection（完美）；要 adequacy（足够），不一定要 normality（正常）；要 optimization（最适化），不一定要 maximization（最大化）。

5.“重视环境”的习惯

要为促进患者的康复和提高治疗效果建立有利的环境：

（1）丰富环境（environmental enrichment）：有康复的人气、物气、文化气息和动感气息的环境。

（2）支持性环境（supportive environment）：有心理的、人文关怀的、家人和社会支持的环境。

（3）致能环境（enabling environment）：人文关怀、生活制度、护理安排、居室布置、辅助器具/技术的提供，无障碍通行和利用信息，有利于发展活动能力。

6.“善当配角”的习惯

优秀的康复治疗师要从“甘当配角”的心理定位转为“善当配角”的个人定位。在团队中要善于团结，主动配合，互相协调，互相尊重。在配角中当主角，把自己的角色做到最好。

7.“终生学习”的习惯

优秀的康复治疗师需要不断更新知识，创新技术，与时俱进。积极参加各种继续教育进修、学习，善于在工作中总结学习提高，坚持“学、问、思、辨、行”五结合（博学、审问、慎思、明辨、笃行）。

中西医医疗体操体系比较

国际康复医学界以"4E"作为现代康复治疗的特点，即重视"Evaluation"（评估）、"Exercise"（体操、运动）、"Education"（教育）、"Encouragement"（鼓励）。其中体操是常用而有效的疗法。我从 20 世纪 60 年代开始系统研究中国医疗体操，1976 年编著出版《慢性病体育疗法》（该书有日文、英文译本在日本和美国出版）；1980 年至 1982 年在加拿大研修期间，受到导师 John V. Basmajian 教授启发（他曾主编出版英文版《康复文库》之医疗体操卷，担任全美医疗体操学术研讨会主席），我曾深入研究西方医疗体操，写作论文分析中西医疗体操特点比较，1982 年发表于美国英文杂志《比较医学：东方和西方》（见本书参考文献），并于 1984 年在加拿大和美国用英文出版了我的新著 *The Chinese Exercise Book*（该书后来又有法、意、葡、荷、土耳其文等译文本出版发行）。下列图表概述了我研究中西医医疗体操特点比较的一些心得。

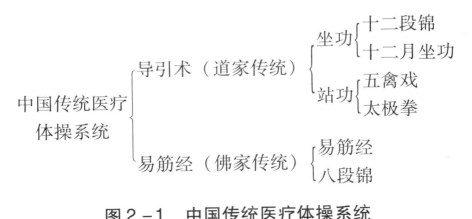

图 2-1　中国传统医疗体操系统

西方医疗体操系统

- 骨科体操
  - 矫正体操
  - 关节体操
  - 渐进性抗力运动
  - 器械疗法
- 神经科体操
  - 神经肌肉再训练
  - 易化技术（facilitation technique）
  - 内激感神经肌肉易化技术（PNF）
  - 步态训练
  - 神经发育疗法
- 内科体操
  - 呼吸体操
  - 医疗运动
  - 治疗性游戏
  - 健身跑
  - 医疗步行
  - 其他有氧运动

图2-2　西方医疗体操系统

表2-2　中西医医疗体操特色的比较

	中国传统医疗体操	西方医疗体操
模式	整体的、全人的	分割的
方法	综合的	分析的
取向	从生理学、心理学取向	从解剖学取向
身/心	强调身/心、形象的统一	强调神经肌肉的训练*
精神	平静安定，全神贯注	不太强调
呼吸	十分强调	有时强调
性质	柔和（太极）**	用力

（续表）

	中国传统医疗体操	西方医疗体操
器械	一般不用	经常使用
速度	缓慢	常速
操练的执行	自我练习	由治疗师指导执行
保健按摩	呼吸运动—体操—保健按摩三位一体	不结合保健按摩进行
仿生	模仿动物姿态和运动	没有
体能	不作为重点	重视*
运动量测评	方法较简单	重视
主要适应证	心身性疾患，其他慢性病，某些骨科疾患，老年病防治	骨科疾患，神经科疾患，慢性心肺及代谢系统疾患，抑郁症

注：*治疗性运动从生理学方面说强调训练心肺功能。

**易筋经和八段锦总的来说属等长运动。

🌸 现代作业治疗发展的五大趋向

（1）向心理认知方向发展，干预生活方式和行为，与 CBT（cognitive-behavioral treatment）即"认知行为治疗"相结合。

（2）向心理社会干预和教育方向发展，成为心理社会作业治疗（psychosocial occupational therapy）。

（3）向预防方向发展，研究改善人体工效学条件及人类劳动、生活环境、生活方式，预防伤病。

（4）向社区服务方向发展，开展以社区为基础的作业治疗。

（5）以经典 OT 理论和技术为基础，继续精化和提高，寻找最好的服务方式，争取最好的效果。

骨科康复学的内涵

骨科康复学是一门研究对骨科伤病患者进行综合性骨科与康复治疗的学科，它以骨科手术、功能训练、辅助器具作为三大基本干预手段。

骨科康复学的发展趋向主要包括以下五个方面：

（1）开发新的功能评估工具。

（2）深化骨科疾患的临床生物力学研究。

（3）研发新的骨科康复治疗技术及辅助器具。

（4）加强老年骨科康复的研究。

（5）把骨科康复的功能锻炼和护理引入社区和家庭。

高科技与高人文相结合的康复治疗

High touch 是相对于 low touch（少接触、少人文关怀、少互动）而言，中文翻译为"高人文"、"高感性"、"高人文关怀"、"高人际互动能力"。1980 年 J. Naisbitt 对 high touch 作了如下的解释："人与人之间面对面相处给予关心、注意和服务（尤其在商业和服务行业）。"2005 年 D. H. Pink 认为 high touch 的能力包括 empathy（同情、感同身受）、interaction（人际互动）、motivation（激励别人）。

1. 以高人文精神融入高技术服务

（1）处理好以下关系（相辅相成）：电脑与人脑的关系、仪器工具与态度行为的关系、技术作用与言语作用的关系、以物为本与以人为本的关系。

（2）实行人性化的高技术服务：把高技术（high tech，HT）尽量简化为适用技术（appropriate technology，AT）；实行和谐的高科技服务（Harmonious HT）；切合患者需要，充分征询意见，给予信息和指导；根据患者的心理、感情、社会文化背景、经济状况、生活方式选择合适的 HT；密切观察 HT 服务的效果及患者的后续需求。

2. 怎样进行高人文康复机构的建设

（1）康复文化、康复道德、康复宣传教育的综合建设。

（2）心理社会康复工作、康复社会工作、康复咨询工作的综合发展。

（3）《员工高人文关怀操守行为指南》的编订和执行。

（4）设置与高人文关怀相关的专业人员，如信息咨询师、治疗协调员、康复社会工作者。

3. 以 ICF 为指引实现 high tech 与 high touch 相结合

二者相结合的核心考虑（出发点）是个体的功能/结

构、活动能力、参与能力的水平。在制订康复计划时，又要兼顾伤患和残疾者的个人因素和环境因素，然后根据需要采取综合的高科技和高人文的措施，促使其早日全面康复。

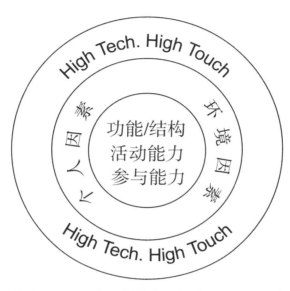

图 2-3　高科技与高人文相结合

4. 康复医学与工程技术结合的意义和途径

康复医学与工程技术的结合可优势互补，促进共同发展。二者结合，有利于确定功能障碍的种类和严重程度，经过评估，提出功能康复对工程技术的需求，开发新产品、新技术；有利于提高康复医务人员对康复工程产品的认识；有利于共同监测和评估产品及技术使用的情况，提出改进建议；有利于康复医学和康复工程取得全面和谐的效果，达到"PEDSS"五个方面的要求，即心理功能（psychological functioning）、有效性（effectiveness）、产品满意（device satisfaction）、社会影响（social significance）、自我感觉良好（subjective well-being）。

康复医学与工程技术结合的方式和途径主要包括：康复工程与专科康复联合门诊（如特殊坐椅、坐垫专科门诊、助行器具专科门诊）、康复医学与康复工程人员联合查房、出院前团队会议（会诊）或咨询会及专题康复医疗工程研讨会。

工伤康复的工作结构及机构模式

1. 工伤康复工作的结构

工伤康复是一个综合的服务体系，涵盖工伤的预防和康复治疗（早期临床康复治疗及中后期的功能康复治疗），以及辅助技术的展能支持和职业康复、社会康复，详见图 2 - 4。

2. 工伤康复机构的模式

（1）以康复治疗为主的工伤康复中心：接纳已在其他综合医院经过创伤急性期处理后转入恢复期的患者，进行物理治疗、作业治疗、假肢矫形器装配及训练等康复治疗和功能训练。

（2）康复治疗与职业康复并重的工伤康复中心：接受中、后期患者进行康复治疗，并过渡到进入中心内的职业康复机构，进行复工前职业康复测评和训练，如加拿大多伦多工人保障康复中心。

（3）临床康复（创伤骨科为主）、康复治疗与职业康复三结合的综合型、大型的工伤康复中心：又名群体型的复合的工伤康复中心，可把临床早期治疗和康复、后期康复治疗及职业康复三位一体结合起来，这种类型的工伤康复中心内设有几个不同功能的机构，即医院、康复中心和职业康复中心，相互连接成一个工伤康复的群体，如日本冈山县吉川的 Kibikogen 工伤康复中心、德国汉堡工伤医院。

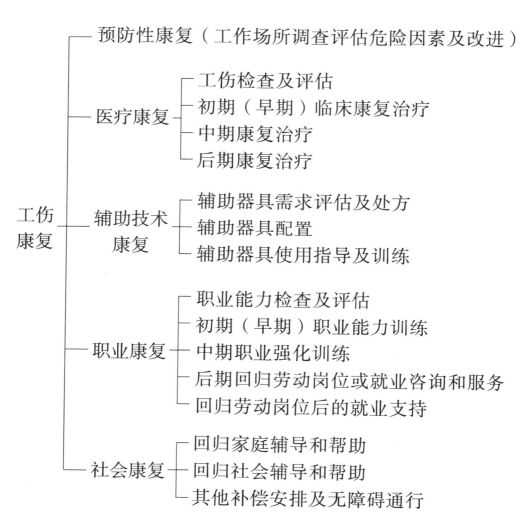

图 2-4　工伤康复工作的结构

（4）工伤康复联合机构：按协议和规范各合伙机构在一个工伤康复集团（或网络）内分工负责，分别经营，有利于充分利用当地的医疗康复资源，广泛地提供工伤康复服务，如我国一些省市的工伤康复协议机构。

中国要加强工伤康复机构的建设，按照"康复要做到本土化、行业化"的方针，探索建立适合我国国情（包括符合我国社会劳动保障制度等）的工伤康复体系（包括机构和组织系统）。

🌸 骨关节肌肉保健卫生

康复医务人员应当熟悉现代的"骨关节肌肉保健卫生"（musculoskeletal health，MSH）。根据目前所知，MSH起码包括以下项目：

（1）外伤预防系列措施：如老人跌倒预防、交通事故预防、运动创伤预防、工业外伤预防等。

（2）肌肉关节劳损预防系列措施：如按人体工效学及生物力学原则采取合理的坐姿、立姿、睡姿及劳动作业时姿势，保护肌肉关节。

（3）骨关节变性预防措施：如采取合理的生活方式，预防肥胖，增加有抗氧化作用的维生素和食品的摄入，治疗和控制相关疾病。

（4）进行能增强关节及相关肌肉的保健体操。

（5）实施与骨关节保健有关的心理卫生，如控制应激、避免焦虑和抑郁、松弛疗法等。

（6）实施与骨关节保健有关的环境卫生：家居卫生，

包括居室设施的安全性、无害性，地板楼梯、浴室等符合安全要求，床褥及睡枕合适，室内温度、湿度、照明适中等。

（7）开展有关骨关节病、腰痛等卫生知识宣传教育，普及防治和康复知识。

（8）关节效能及体能保持法（energy conservation）的推广。

（9）在劳动场所和工作现场，对骨关节肌肉疾患患者实施相关的、特别的劳动卫生，以减轻其症状，预防疲劳，有利于康复。

（10）合理应用必要的关节肌肉的保护和支持装置，增加关节效能，预防或减轻症状，防止发生畸形。

残疾预防的三层措施

对待残疾，预防胜于治疗，而实际上有许多种残疾是可防可控的。早在1976年世界卫生组织已指出：利用现有的技术可以使至少50%的残疾得到控制或使其延迟发生。

有效的残疾预防应当全面地从三个层次进行：

1. 一级预防

一级预防是指预防致残性伤害和疾病的发生，其具体内容和目标见表2-3。

表 2 -3　一级预防的措施及目标

措施	目的或内容	预防目标
免疫接种	取得对相应的传染性疾病的免疫力	急性脊髓灰质炎、麻疹、风疹、乙型脑炎等致残性传染病
预防性咨询及指导	掌握预防相应的致残性伤病的知识和方法，指导自我预防或群体预防	婚前医学咨询，优生优育咨询，预防先天性残疾；关于营养运动等咨询，预防非感染性慢性病
预防性保健	如围产期保健、保证婴儿健康发育和顺利出生	预防先天性残疾
避免引发伤病的危险因素或危险源	避免吸烟、酗酒、肥胖或超重；控制致伤致残的生物的、物理的、化学的和机械的危险源	预防多种非感染性伤害和疾病
实行健康的生活方式	合理营养、适当运动、节制烟酒、作息规律等	预防心脑血管病、糖尿病等
提倡合理行为及精神卫生	保持心理平衡，减轻精神压力，避免心理、行为过激反应	预防抑郁、焦虑及其他精神障碍和心身疾病
安全防护照顾	幼儿有人看管照料，高龄或病弱老人有人扶持	预防意外伤害

（续表）

措施	目的或内容	预防目标
遵守安全规则养成安全习惯	如遵守交通规则、乘车使用安全带、乘摩托车戴头盔、避免酒后驾驶	预防车祸及其他伤害
维护安全环境	改善社会安全环境（消除或减少暴力、设置安全设施、具备防火、防污染、防噪音保障）及家庭、学校、工作场所的安全环境	预防意外伤害

2. 二级预防

二级预防是发生伤病后防止出现残疾，其具体内容和目标见表2-4。

表2-4　二级预防的措施及目标

措施	目的或内容	预防目标
疾病早期筛检	如筛检血压、血糖、新生儿苯丙酮尿症、听力、视觉等	如早期查出高血压病、糖尿病、儿童精神障碍等，做到"三早"（早发现、早诊断、早治疗）
定期健康检查	早期发现有关疾病，以便早期干预	如早期查出心血管疾病、代谢障碍等，及时治疗

（续表）

措施	目的或内容	预防目标
控制危险因素	如戒烟、禁酒、控制体重、控制血脂、减轻精神压力、补充必要营养（对营养不良者）	控制心脑血管疾病、代谢疾病的发展
改变不良生活方式	实行合理饮食、适当运动、劳逸结合、作息规律	控制心脑血管疾病等发展
早期医疗干预	药物治疗、护理、手术（对麻风采取联合化疗）	促进伤病痊愈或好转，预防合并症
早期康复治疗	功能训练、心理辅导、体位处理（防止关节挛缩、褥疮）	促进身心功能恢复，防止功能受限，预防合并症（残损）

3. 三级预防

三级预防是指残疾出现后采取措施预防残障，其具体内容和目标见表2-5。

表2-5 三级预防的措施及目标

措施	目的或内容	预防目标
康复功能训练	运动治疗、作业治疗、语言治疗、心理治疗	改善功能、预防或减轻残疾
使用假肢、矫形器辅助功能用具	假肢、矫形器、助听器、眼镜、坐垫等	预防畸形，改善功能
步行用具的使用	腋杖、拐、助行车、轮椅	辅助步行

（续表）

措施	目的或内容	预防目标
康复咨询	预防进一步恶化	提高康复能力
支持性医疗、护理（预防合并症等）	如脊髓损伤患者采取医疗护理措施，预防泌尿道感染、褥疮等	改善机体情况减轻残疾
手术治疗	矫形性、替代性和补偿性手术	如髋或膝关节全置换术，改善下肢功能

地震救援及灾区重建中康复医疗应对的策略

根据近十多年来亚洲多次大地震的经验，联系到我国汶川地震，应该强调康复医疗工作从地震救援期到灾区重建期都能发挥重大作用。地震致残率高，伤员易产生身心功能障碍，康复医疗通过伤残评估、早期康复介入、功能治疗、辅助器具使用及心理康复，达到助残展能、康复身心的目的。在救援期，康复医务人员要在统一的协调下，采取灵活多样的方式，参与第一线救治和康复工作，充分发挥康复医学专业的独特作用。

至于灾区重建，也包含了康复体系的重建，即康复医疗机构、网络及其服务体系、服务能力的建设，应按照灵活性、可靠性、可及性的要求，因地制宜，不拘一格，重新建设起现代化的康复机构及社区康复体系，为伤残人士的全面康复提供可持续的、有效的服务。

 第三章
中西医结合康复

　　全球康复治疗难题正呼唤着中西医结合康复的干预而有望取得突破性进展，应用中西医结合康复治疗已成为未来发展的一个不可避免的趋势。实行中西医结合，将会为世界带来一个更好的康复医学，我们应尽最大努力提供一个良好的平台，鼓励和促进东方和西方康复医学界互相学习、共同合作。

🌸 中西医康复各自的优势比较

1. 中医康复治疗的特点和优势

（1）整体康复与辨证康复相结合。强调以平衡阴阳、调补气血、增强体质作为功能恢复的基础，并强调天人合一，从顺应自然、适应社会中求得个体的康复。在康复医疗中采用因人而异、因证而异的个别化辨证康复，使康复治疗更有针对性，从而提高疗效。

（2）形体康复与情志康复相结合。中医康复学重视在康复过程中的"形体"（身体）与"情志"（心理、精神）之间的相互作用，重视情志因素对伤病残的发生和发展的影响，因此在养生康复中注意"形神兼养"，既有一套形体康复的手段，又有一套情志康复的手段，特别强调培养和保持轻松平静的心境以对抗和克服"七情"的损害，从而促进康复。

（3）养生康复与临床康复相结合。重视养生是中医康复学的一大特色。养生的实质是充分调动个体的主观能动性，充分利用主客观条件，通过个人卫生和保健，达到防治疾病和康复的目的，养生是一种带预防性的、积极主动的康复手段。养生贯穿在伤病残的预防、治疗和康复的整个过程中。不但要对伤病残者进行积极的临床康复治疗，而且要通过采用独特的、丰富多彩的养生手段预防病残的发生和发展。

（4）自然康复与药物康复相结合。中医康复学不但利用传统中药的优势，以内用和外治的方式，对许多伤病残的情况发挥了有效的治疗作用，促进功能的恢复；而且中医康复学更强调使用有其独特风格的自然疗法，利用太极拳、八段锦、易筋经、气功等"功夫"，以及食用天然保健食品的"食饵疗法"，促进康复。在非药物疗法中，针灸、推拿按摩也是中医康复的重要手段。

表 3 - 1　常用中医康复疗法及其作用

治疗种类	作用	适应证
针刺治疗	◎镇痛 ◎促进瘫痪肢体运动功能恢复 ◎改善语言功能 ◎改善膀胱功能	风湿病，神经病变，脊髓损伤，儿童脑瘫
手法及按摩治疗	◎增加关节活动度 ◎镇痛 ◎改善肌张力 ◎矫正脊椎小关节紊乱	腰腿痛，颈肩痛，其他骨骼肌肉疾患
太极拳及气功	◎改善全身健康 ◎改善关节肌肉、肌腱柔韧性 ◎改善平衡功能 ◎控制应激（使身心松弛）	有慢性病的老年人，有精神压力须减压者，预防跌倒

2. 现代西医康复治疗的特点和优势

（1）全面康复的理念。

（2）较完善的功能评测：重视功能的评估和分析，有一套规范化、专项化、定性和定量相结合的功能评估的量表、指数等工具。

（3）基于相关科学原理的运动疗法：运动治疗以精确的解剖学、运动学和病理生理学的知识为依据。

（4）促进独立生活的作业治疗：作业治疗以恢复个人日常生活活动和社会生活为目标，把作业治疗与职业康复、心理康复、社会康复密切结合起来。

（5）促进沟通功能的言语治疗。

（6）辅助工程和技术。

（7）康复团队协作。

中西医结合康复医学新体系

我国正在探索建立的中西医结合康复医学新体系应当而且有可能从多个层面上体现中西医结合，包括理论、技术、机构、科研和服务等方面，都有可能做到中西医结合。

1. 中西医理论结合

中医学关于功能和康复的理论主要强调阴阳平衡、气血和畅、经络通达，认为"人目之能视，手之能握，全赖气血"，又认为气血经络不通则疼，通则不疼。因此，中医康复的理论仍以阴阳、气血、经络为基础。中西医结合的康复既要以现代的西医康复理论为依据，又要结合中医的康复理论进行必要的辨证施治。

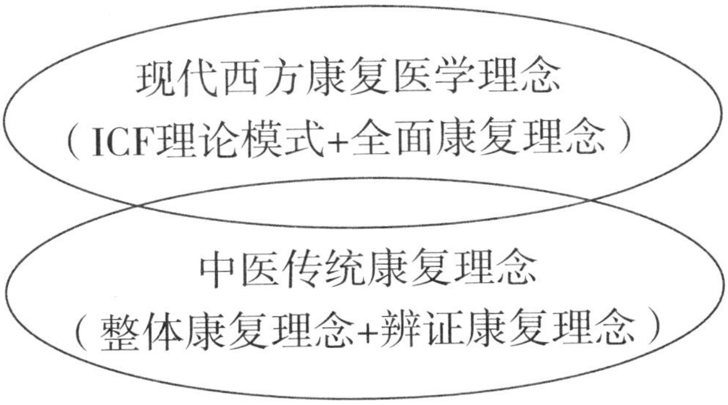

图 3-1 中西医理论结合

2. 中西医技术结合

目前国内外较常用的"穴位理疗法"就是中西医康复技术结合模式的一个典型例证。其以西医用的现代物理因子（电、光、声、热、磁），按中医经络学说原理，作用于经络穴位处，从而引起双重效应，即穴位本身的特异性反应和该物理因子固有的生物学效应。常用的穴位理疗法（physiotherapy on acupoints，PTA）有穴位电疗法、激光针疗法、超声针疗法和磁针疗法等。

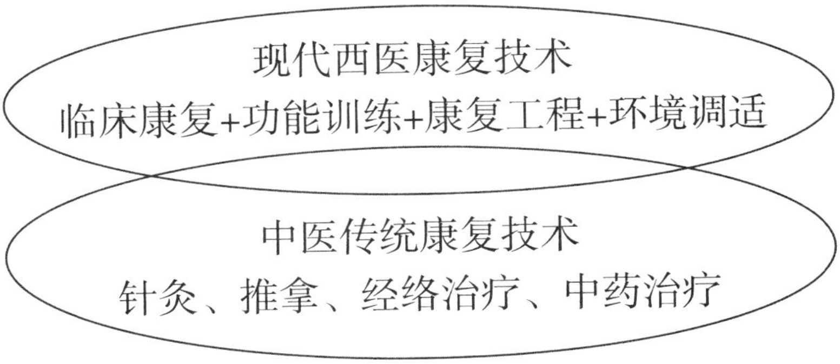

图 3-2 中西医技术结合

3. 中西医服务结合

一所中西医结合的康复医疗机构应当为伤残和病患者

提供综合的西医康复/中医康复/中西医结合康复的服务，为此应设立相应的部门提供这些服务。服务结合讲求团队协作，要有中西医结合团队，兼容并蓄。在能力方面，要求一专多能，各有所长，优势互补；在资历方面，人员应为中西医院校毕业或进修者，且均经康复医学专科医师班系统训练，通过资质认证；在活动方式方面，要求中西医结合查房，具备团队会议及科研项目小组。

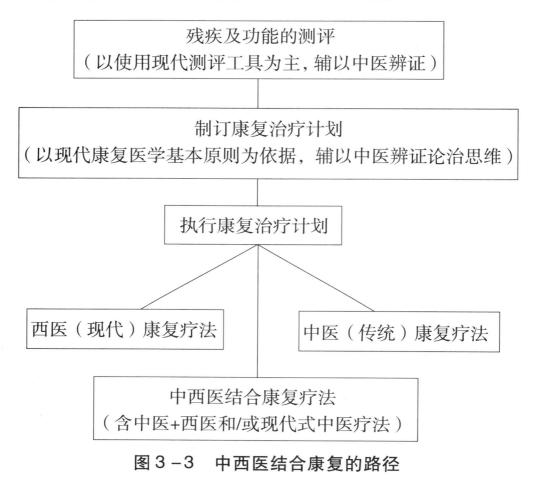

图3-3　中西医结合康复的路径

4. 中西医机构结合

机构合作即多中心合作，如 CONSORTIUM 式的联合体。以上海为例，其模式为：上海华山医院手外科研究所手康复科与上海中医药大学针推学院及附属医院康复科，这两个单位在手及上肢康复领域试行中西医结合多中心合作。

5. 中西医科研结合

科研合作主要为合作攻关，例如预防及康复认知障碍、精神应激、神经系统变性及退行性疾患、心脑血管疾病、老年骨关节疾病及慢性疼痛等疾患。

中医药治疗走向世界的三个基本条件

（1）疗效的实证（validation）：按照循证医学原则总结研究成果，提供实效证据。

（2）形式的改适（adaptation）：中药剂型和各种外治法向现代化方向加以改进以适应群众使用。

（3）技术的革新（innovation）：含诊疗技术和中药的研发、服务方式、市场经营等的创新或革新。

促进中西医结合康复治疗发展的方法

1. 促进中医康复治疗在理论和实践上的提高

进一步发掘、整理中医学有关功能障碍和缺陷的理论，以及有关残疾发生的原因、预防和治疗的理论。

进一步发掘、整理和提高各项中医传统康复疗法，如传统作业疗法、文娱疗法、心理疗法、饮食疗法等。

对行之有效的中医传统康复疗法进行临床和实验室研究，科学地验证疗效，或阐明作用机理，并予以发展提高。

对康复医学一些难题，如脑卒中、认知功能障碍、脊髓损伤、儿童发育行为障碍、疼痛、帕金森病等康复中的难题，参与研究攻关，发展有效的新疗法，争取在功能康复上有新的突破。

研究改进中医康复的实施和管理，如中医院康复科的建设，中医康复在社区康复中的应用。

2. 积极学习借鉴现代康复医学先进的理论和技术

重视功能的评估和分析。功能评估和分析是现代康复医学的一项重要的基本内容，它为康复治疗提供客观的、准确的依据。目前国际康复医学界使用的功能评估方法正向专项化、规范化、智能化的方向发展，中西医结合的康复医学应引入适用的评估工具和方法。

重视从社会医学的角度，组织作业、职业、心理、社会等方面的康复治疗，帮助患者重返社会或融入社会。中西医结合康复治疗也应当重视这类从心理—社会途径实施的康复疗法，促进患者全面康复。

重视应用康复工程和辅助技术促进残疾人和伤患者的功能障碍或缺陷得到补偿，扩展他们的活动能力，提高他们的生活质量，中西医结合的康复治疗也应当实行医工结合，即医学与工程技术的结合，开发新的残疾人用的辅助器具、矫形器、轮椅、助行器具等。

重视专业协作组在康复治疗上统筹协作，由医师、相关治疗师组成专门病案的协作组，治疗上互相配合。如脑卒中的治疗协作组，由康复医师、物理治疗师、作业治疗师、语言治疗师、矫形器师、心理治疗师、针灸师、推拿按摩师等组成，相互配合。

同样，从西医院校毕业的康复医师和治疗师也应重视学习和研究中医康复学，在临床康复中充分运用中西医康复治疗手段提高康复治疗效果，并联合中医康复治疗人员，联手攻关，解决康复治疗许多"老大难"的问题，为人类造福。

第四章
康复医学学科建设和人才培养

康复医学作为一门新兴的学科，其建设和发展要遵循明确的指针，指针的方向决定于其在整个保健医疗卫生综合体系中的定位。进入 21 世纪后，我国卫生部门已明确地把康复医学定位为临床学科。

康复医学科作为一门临床科室的标志

应该按临床学科的定位在医院建设康复医学科和培养专科人才。康复医学科作为一个临床学科的标志为：

（1）康复医学科设有住院病床，有自己的康复病区。不仅在门诊进行康复治疗，而且更重视在病区（首先是康复病区）进行康复治疗。

（2）不仅进行致残性疾患中期和后期的康复治疗，而且也开展临床早期、恢复早期的康复治疗。

（3）不仅进行轻症患者的康复治疗，而且更重视中度、重度、多重障碍或损伤者的临床康复。

（4）康复医师熟悉临床，经过相关的临床基本训练。

（5）康复医学科与相关的临床科紧密联系。

康复医学与物理医学的区别

在康复医学兴起之初，国际上有些学者认为这新学科的根源与物理医学和骨科学有密切的关系，甚至有说法称"物理医学是康复医学之父，骨科学是康复医学之母"。然而，实际上康复医学自其创立之时，在理论和实践方面就已自成体系，更不能等同于物理医学。

表 4 -1　现代康复医学与传统物理医学/物理治疗的区别

	现代康复医学	传统物理医学/物理治疗
理论模式	以整体性的功能为中心	以局部性的病损或症状（如疼痛）为中心
治疗模式	在康复理念指导下，患者参与，发挥各种功能训练和补偿、调适手段的作用（主动性治疗）	按生物学医学模式，发挥物理因子对机体的生物学作用（被动性治疗）
治疗手段	以运动治疗为主的物理治疗，作业治疗，言语治疗，假肢与矫形器等辅助工程技术治疗，心理治疗	传统的物理治疗，以物理因子（电、水、超声、磁、温热等）进行治疗
学科性质	临床学科	医技学科

康复医学与其他临床学科的区别

康复医学具有的作为临床学科的属性已如前述。然而，作为一门重视整体功能康复、重视运用多种功能康复疗法的学科，康复医学又与其他临床学科有不同之处，详见表 4 -2。

表 4-2　康复医学与其他临床学科的区别

	康复医学	其他临床学科
功能观	宏观的、综合的、着重个人与社会互动生活的功能	微观的、分析的，着重器官、组织、细胞、分子层次的功能
治疗手段	以功能训练性治疗为主，如物理治疗（运动治疗）、作业治疗、言语治疗、假肢矫形器治疗、心理治疗	以临床药物及手术治疗为主
治疗目标	促进全面康复，提高生活质量、融入社会	救死扶伤，控制病因、减轻症状及痛苦
心理—社会内涵	丰富	一般

康复医学与运动医学的区别

康复医学与运动医学同属上一世纪涌现的新兴学科。两者的工作内容和使用技术有一定的相互交叉和相互渗透之处，但毕竟在专业结构和重点技术上，二者之间有明显不同，应注意区别，详见表 4-3。

表4-3　运动医学与康复医学的区别

	运动医学	康复医学
主要服务对象	◎运动员	◎伤残者和病残者、慢性病者、老年病者
主要内容	◎运动创伤防治及康复 ◎运动员医务监督和保健 ◎医疗体育 ◎运动生理、生化等基础研究	◎康复功能的检查和评估 ◎康复治疗 ◎康复预防
专业人员	◎运动医学医师、家庭医师、骨科医师、物理医学与康复医师 ◎运动队医助和运动理疗师 ◎体育科学工作者（主要是运动生理工作者）	◎康复医师、康复治疗师、康复护士等
专业机构	◎体育医院、运动医学中心、运动医学研究所 ◎体育科学研究所 ◎高等体育院校运动生理实验室 ◎康复中心的运动医学门诊、体育中心医务室、集训队的医务所	◎康复中心、康复医院、康复研究所 ◎综合医院的康复科 ◎疗养院、康复门诊、运动医学中心的康复科或物理医学科

综合医院加强康复医学学科建设的策略

（1）学科的名称：应定为"康复医学科"（按国家卫生部有关文件所列的正式称谓）。

（2）学科的性质：如前所述，应把康复医学科按临床学科的定位和性质进行建设。

（3）坚持集中人力物力，全院单独设置一个强势的康复医学科作为全院开展和推进康复医疗工作的核心。不宜分散力量，让康复医疗化整为零，有关科室都各自搞一套，结果势单力薄，只能提供不规范、质量低的康复医疗服务。

（4）康复医学科应主动与有关临床科（如神经内科、骨外科等）密切联系，建立多学科协作伙伴关系，相互学习、取长补短，扩展康复服务范围、提高康复效果。

（5）医院康复医学科应主动与院外有关机构（如省、市、区残联）、学会联系，建立合作关系，争取资源共享，提高服务能力。

（6）康复医学科应经常向院内外，尤其通过媒体宣传以及专业科普的宣传，向各界群众介绍康复医疗的特点、作用和价值，扩大康复医疗消费市场。

专业学会在促进学科建设上的作用

（1）"继续教育"是专业学会工作的基石，专业学会应当通过多层次、多方式组织康复医学专业人员的继续教育，提高专业水平，促进学科发展。

（2）学科建设和发展的一个重要标志是落实在临床上普及新技术，拓展医疗康复服务的新项目。在这方面，专业学会能起到倡导和组织交流、搭建互动平台的作用。

（3）专业学会带头组织或支持编写供我国使用的专项康复医疗指南和康复方案。这既是学会在学术上和规范管理上的职责，也是提高学科水平的一个重要举措。

（4）组织国内及国际学科的学术交流或互助合作。

总之，学科的建设不仅有赖于专家、学者和广大专业人员的个人贡献，而且也有赖于组织机制和学会的团体行为。

我国 PT、OT 专业的教育制度改革

我国物理治疗（PT）、作业治疗（OT）专业的教育制度应参考国际的先进经验进行改革，具体做法如下：

（1）坚持现代国际上物理治疗学和作业治疗学分设独立专业进行专门人才培养的原则，即独立设置物理治疗学专业，培养物理治疗师；独立设置作业治疗学专业，培养作业治疗师。

（2）作为职业或专业的准入水平教育（professional entry level education），物理治疗学专业、作业治疗学专业均采取大学本科四年制学制进行教育培养。

（3）物理治疗学专业、作业治疗学专业的课程设置和教学内容，应各自充分反映出现代物理治疗学、现代作业治疗学的本质、学科体系和学科内涵的广度、深度、精

度，以及技能传授上的实用性、实操性、有效性。

（4）强调专业培养要贯彻理论知识、实际技能和专业精神与职业道德三结合的原则。

（5）重视专业技能的培养，重视临床实习教学，安排充分时间（如物理治疗学安排不少于 1000 学时为临床实习），有详细的临床实习的计划，有严格的临床实习的要求。

（6）重视教学质量的保证和控制，把握好三大环节，保证优良的教学质量。三大环节包括：①优化师资素质，坚持只准许由出身物理治疗师的有经验的教师教物理治疗专业课程，出身作业治疗师的有经验的教师教作业治疗专业课程；②加强教学资源建设，包括实验室、临床实习场所、现代化教学设备、图书信息资料等的建设；③改进教学方法，包括课程教学、考试、考核等方面的教学方法。

（7）重视把中国传统康复治疗方法融入到课程设置和教学内容中，如针灸及经络康复治疗、中国传统推拿及手法治疗、太极拳、八段锦、健身气功等传统运动治疗以及中国传统音乐治疗、文娱治疗等。

（8）重视把中华文化、风俗习惯、中国医疗卫生的制度和改革的需求，与物理治疗学、作业治疗学的专业教学内容和教学方法结合起来，如开设有关社区物理治疗、社区作业治疗课程等。

我国 PT、OT 专业教育应与国际标准接轨

　　我国物理治疗专业、作业治疗专业教育与国际标准接

轨的五个步骤如下：

第一步，成立一个全国性的 PT、OT 专业的教育指导委员会，负责制定 PT、OT 专业教学指南（2010～2011 年）。

第二步，建立一个全国性的 PT、OT 教师进修项目（中心），提高 PT、OT 教师的资质和水平（2010～2012 年）。

第三步，分别设立物理治疗学专业，培养物理治疗师；设立作业治疗学专业，培养作业治疗师（2013～2014 年）。

第四步，PT、OT 专业教育基本上与国际标准接轨（2015 年以后）。

第五步，建立起 PT、OT 毕业生资质认证及注册登记执业制度，以支持 PT、OT 教育标准及毕业资格的执行。（2015 年以后）。

 第五章
社区康复

　　我从 1983 年通过 WHO 专家的介绍，开始接触社区康复——一种新的康复服务模式和系统。三年之后，我和我所在的中山医科大学开始与 WHO 合作，也是以开展社区康复项目为契机。通过多年来与 WHO 社区康复先驱 E. Helandar 博士、J. Krol 博士的交流，以及参加多次国际和地区性的社区康复研讨会，到菲律宾、肯尼亚、澳大利亚、韩国、香港等地考察当地社区康复工作，结合我在国内（主要在广州）开展社区康复的经验体会，尤其是进入新世纪以后，WHO 推动了对近 30 年世界范围社区康复工作的全面总结和展望，制订了全球适用的《社区康复指南》，使我更加深了对社区康复的感悟，期待着在今后与 WHO 的合作中，能开创社区康复工作的新领域。

🌸 社区康复的概念

　　按照 2011 年世界卫生组织发布的《世界残疾报告》所下的定义，社区康复即 CBR，英文为 community-based rehabilitation，是指在社区总的发展中，为实现残疾人康复、机会平等、减贫、融入社会而采取的一种战略性计划。社区康复的实施要通过残疾人自己及其家庭、残疾人组织、社区，以及相关的政府的和非政府的卫生、教育、就业、社会与其他部门等联合努力。

　　从 CBR 的角度看，社区的定位有什么条件？2003 年，世界卫生组织就认为："社区是人们居住的最基层的行政管理区域，在该区域内有行政负责人，有工、青、妇组织和体育、文艺、工商界团体、福利社团，甚至有残疾人组织，以便在开展 CBR 时，有这些组织共同参与和支持。"如此看来，社区的大小起码相当于农村的乡、镇和城市的街道，甚至相当于一些中小城市的县、区。

　　在我国，民政部近年来对"社区"作出了如下界定："社区是指聚集在一定地域范围内的人们所组成的社会生活共同体"。目前我国大部分社区建设试验区，一般由 1000~3000 户居民组成一个社区。

　　由于社区康复从属于社区的建设和发展规划，不仅要从地缘概念来考虑，而且也要从人文和社会的概念来考虑，因此，一个社区最好同时符合现行采用的定义并加上 2003 年 WHO 提出的条件。

社区康复的模式

进入 21 世纪后，国际上的社区康复模式已从原来的医学—社会模式转变为社会模式，尤其是由世界卫生组织于 2010 年发布的《社区康复指南》（*CBR Guidelines*），更是系统地阐明了以社会模式为指导的社区康复的新范式（CBR Matrix）或称"CBR 工作结构"，包括五大任务的 20 项工作内容。社区康复的五大任务，涵盖以社区为基础的医疗康复服务、教育康复服务、生计就业服务、社会康复服务及赋权服务（有关促进残疾人自主自立的服务）。可见医疗康复服务虽然名列第一（其中包括健康促进、疾病预防、医疗保健、康复、辅助器具使用等工作），但其余四大任务着重是要通过社会层面，从社会的角度出发，依靠社会的资源、力量去解决。即使是医疗康复服务，也不单是医疗技术和机构问题，也是需要通过社会的政策、机制才能解决。所以说，现代社区康复的工作模式是社会模式。

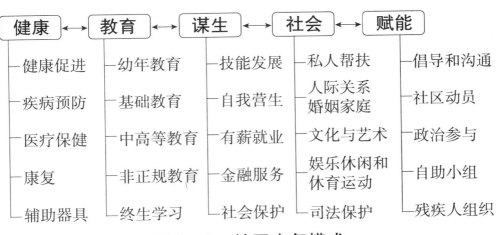

图 5-1　社区康复模式

要把 CR（在社区层次的医疗康复）和 CBR（以社区为基础的全面康复）区别开来。CR 即 community rehabilitation，可译为"社区医疗康复"，是指一些国家在城镇或县区由社区医疗机构对社区内残疾人提供的医疗康复服务，或由省市医疗康复机构到社区提供的外延康复服务。从实质上说，CR 与 CBR 有区别，不能混为一谈，因为 CR 只提供一部分的医疗康复服务，而且只由医务人员主导和参与，缺乏真正的社区参与（包括社区领导、群众、残疾人及其家属的参与）；而 CBR 则是以社区为基础的全面康复服务，除医疗康复服务外，还包括上述的其他四大康复领域的服务，且依靠社区全面参与。

中国在 CBR 工作中，也重视发挥社区卫生机构的作用，有关政府部门指出："社区卫生服务机构要将残疾人社区康复作为重要工作内容"。而社区卫生服务机构为残疾人服务的方式包括了 CR（在机构内提供服务）和 CBR（走出机构大门，把康复服务送到残疾人家里，或参与 CBR 的总体计划活动）。当然，要鼓励这些机构多作 CBR，不要满足于只做 CR。

中国社区康复工作的经验

作为一个东方的发展中国家，又是一个正在进行现代化建设的、处于初级阶段社会主义国家，中国社区康复的发展要探索自己的道路，创造自己的经验。经过自 1986 年以来的实践，现在可以粗略地总结出我国社区康复发展和管理的一些经验。

1. 政府主导、社区为本，坚持社会化工作方式

中国以社会化方式发展社区康复，有其前提条件，即政府主导、社区为本。具体地说，就是在政府领导下，面向社会、面向基层实际，调动社会一切积极因素广泛参与支持，协力开展以社区为本、以社区为基础的康复服务。其中一个重要的关键就是在各层面建立社区康复支持体系，使社区康复各项任务在开展和落实中得到应有的支持，详见图 5 - 2。

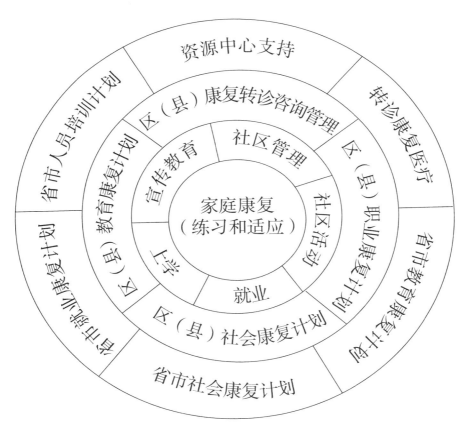

图 5 - 2 社区康复的任务和层面

（1）政府主导：社区康复虽主要依靠社区的内部资源开展，但此项新的工作涉及国家计划及政府政策，且其开

展也需有一定的工作条件。正如世界卫生组织文件所指出：“社区康复的工作应成为国家社会经济发展规划的一个组成部分。”社区康复如缺乏由上而下的支持，单靠社区本身自发地决策和运转，其发展必然受到极大限制，故必须有上级政府部门的参与和领导或指导，即起主导作用。我国政府从以下几个方面策划和支持社区康复：

立法：在有关法律和法规中，对社区康复的地位和开展社区康复的要求，明文确定，从而强调了开展社区康复的重要性、必要性。

计划：由政府有关部门提出全国性或地区性的社区康复计划、方案和要求，作为指导和管理各地开展社区康复的依据。

政策：由政府制订有关社区残疾人医疗、教育、职业和社会康复等方面的有关政策，为社区康复开展提供有利条件。

组织领导：由卫生、民政、教育、计划、财政、国家计生委、全国妇联、中国残联等部门组成全国残疾人康复工作办公室，组织协调和考核全国残疾人康复工作（包括社区康复）。

经费：我国规定残疾人康复训练与社区康复服务工作经费，由政府财政拨款、社会捐助、个人和家庭出资等多渠道筹集。在实际工作中，由政府拨出一定经费作为支持开展社区康复所需的人员培训和教材资料编印出版、科学研究等方面的费用。

（2）社区为本：这是开展社区康复最根本的原则，它与政府主导是相辅相成的。在我国，强调社区康复工作的计划管理、组织实施、资源配置、资金筹措、社会动员等具体问题，立足在社区内解决，做到社区负责、社区参与、社区支持、社区受益。

2. 因地制宜，分类指导，模式多样，方法灵活

由于各地条件不同，不可能按一个统一的模式、统一的计划和要求开展社区康复，应允许和鼓励因地制宜，分类指导，采取适合本社区具体情况的康复模式，提出现实的目标，实事求是地开展工作。

条件较差、各方面的资源比较缺乏的社区可从单项残疾的康复做起，即只进行一种具体的残疾或致残疾病（如精神病、地方病）的康复；且在康复工作中先从一个领域（如医疗康复或职业康复）做起；如本社区缺医少药，可先由县、区、乡医疗机构支持，采用巡回医疗或开设家庭病床等方式做起。

条件中等的社区可进行几种残疾（或致残疾病）、几个领域的康复，逐步建立起依靠社区人力资源而组织的社区康复工作网。

条件较好的社区可以 WHO 模式为基础，以基层福利保障为补充，对社区内所有应予接受康复训练和服务的残疾人进行全面康复，建立较健全的社区康复工作网，并在社区内设立小型的社区康复站（康复中心）。

3. 分工合作，强化社区康复服务网络

在我国，社区康复服务网络的建设有赖于卫生、民政、中国残联三个系统的分工协作，形成合力，强化网络功能。

（1）卫生部门的固有网络是社区卫生服务网络，包括初级卫生保健在内。社区卫生服务网络参与康复，虽然主要是负责医学康复（残疾的预防和医疗康复），或简称为"社区康复医疗"，但也从人员培训、教材编写、技术指导、项目评估、科学研究等方面积极支持和参与综合的社区康复服务。

（2）民政部门的固有网络是社区福利保障网络，尤其对孤寡残疾老人和儿童、贫困康复对象、视力残疾人士及严重肢残人士（需安装假肢矫形器人士），发挥社会保障和康复的作用。同时，也通过建立社区服务中心，提供福利服务设施，开展假肢矫形器康复技术指导和人员培训等，积极支持和参与综合的社区康复服务。

（3）中国残联系统的固有网络是协调残疾人综合康复的网络。这个网络是组织和推动社区康复服务的重要力量，尤其在组织康复需求调查、分析，开展对社会和残疾人的宣传教育，密切联系各种社会团体和传播媒介、营造社会助残氛围、开展聋儿听力语言训练、组织残疾人特殊用具开发和供应服务工作等方面，发挥其独特作用，为综合的社区康复服务作出贡献。

以上三大网络既分工负责，又通力合作，各展所长，共同构建社区康复服务网络，强化其功能，这是中国社区康复组织领导和架构上的一个特点和优势。

4. 中西结合、土洋结合，采用符合中国文化背景的适用技术

我国在社区康复服务中，注意因陋就简，就地取材，土法上马，使用民间康复方法，同时也在力所能及范围

内，采用现代康复功能训练方法。在民间康复疗法中，中医药康复疗法（如针灸、推拿按摩、中草药治疗等）对改善肢体运动功能和减轻疼痛有很大帮助，具有技术资源和服务较易取得、适用面广、价廉有效等优点，属于世界卫生组织所提倡的"适用技术"（appropriate technology）。对于现代物理治疗、作业治疗、语言治疗、假肢和矫形器康复等方法，凡适宜在社区推行的，如世界卫生组织印发的《在社区训练残疾人》（*Training Disabled People in the Community*）一书中所介绍的方法，我们也根据实际需要引进使用。但在引进现代康复治疗手段时，要注意在技术上简化、在器材上因陋就简，并尽量结合中国文化背景、生活方式、经济技术条件加以采用，特别在日常生活技能及社交生活技能培训上，更要从中国的社会和文化传统的背景出发，有所取舍。

5. 围绕中心任务，服务中心任务

近20多年来，我国注意以一个时期的康复中心任务带动社区康复建设，在执行"八五"计划中的"三项康复"（小儿麻痹后遗症矫形手术、老年白内障摘除复明手术、聋儿听力语言训练）过程中，依靠社区力量，做好术前、术后的社区康复工作，并推动社区聋儿语训班的建立。在"九五"期间，全国性康复中心任务又增加了精神病防治康复、智力残疾预防和康复、低视力康复、残疾人用品用具供应服务等五项康复，相应地为社区康复的发展提供了新的机遇。事实证明，只要围绕中心任务、服务于中心任务，社区康复的发展就能事半功倍。

6. 加强国际合作，加快社区康复发展

在社区康复创办初期和其走上轨道前，对资源比较缺乏的社区来说，外部（包括国际上）的援助和支持能帮助社区克服许多困难，有利开展工作。

我国社区康复计划曾得到世界卫生组织、联合国儿童基金会、联合国发展总署，以及欧洲一些国家的非政府组织的支持，促进了一些试点地区工作的开展。

广州金花街社区康复试点的经验

1987年至1992年间，WHO康复合作中心在执行与世界卫生组织西太区合作项目中，成功地创建了一个以广州市金花街社区为原型的社区康复工作模式，并在国内外推广，取得成效。

1. 金花街城市街道社区康复模式的基本特色

自1986年至1987年度开始，中山医科大学康复医学教研室在广州市荔湾区金花街（人口3.2万人，共9700户，面积0.44平方公里）开展社区康复试点工作（属全国最早的与WHO合作进行社区康复的试点）。经过五年的努力，摸索出一个适宜于中国城市街道推行的社区康复工作模式，这个模式的基本要点如下：

（1）组织体制：由社区行政（街道办事处）领导，成立街道的社区康复领导小组负责计划及日常管理，区政府支持，康复技术资源中心（中山医科大学附属第一医院）给予技术指导。社区康复工作被纳入街道社区的经济

建设及社会发展的总体规划之内。

（2）工作网络：利用街道原有的卫生、民政福利、街道居民管理及民间团体（如红十字会、残疾人协会）网络，并与残疾人及其家庭一起，形成一个三级康复系统，协同开展就地、就近的社区康复服务，详见表5-1。

表5-1 社区三级康复系统

系统分级	内容	执行
一级系统	社区康复管理团队策划	由街道卫生院医师及街道红十字会负责人担任
二级系统	社区康复员分工执行	由街道居委骨干经训练后担任
三级系统	家庭康复员辅导康复训练	由一名残疾人家属经训练后担任

（3）康复领域：按全面康复的要求，以医疗康复为主，也包括职业康复、教育康复和社会康复。

（4）技术特点：采取简便、易得、易用、价廉而有效的、简化的和普及性康复技术，实行功能训练与中医药康复手段相结合，家庭训练与社区康复站辅导训练相结合。

（5）社会化工作方式：开展对全社区的群众关于发扬人道主义精神、扶弱助残、支持康复的宣传教育；发动街道志愿义务工作者（红十字青少年及退休人员等）参加康复服务。在街道社区内开展每月一次的"残疾人日"宣传文化活动。

2. 金花街社区康复工作的评估

我所在的世界卫生组织康复合作中心与澳大利亚 Cumberland College of Health Sciences 的研究人员于 1991 年对金花街社区康复的效果进行了评估，证实了金花街这种模式的社区康复促进了残疾人和慢性病者的全面康复：①105 名肢体残疾者经 2~3 年的社区康复训练活动后，日常生活自理、行走、劳动能力等方面的功能状况，显著改善者占 13.3%，改善者占 77.1%，无改变者占 9.6%；②参加社区康复的老年残疾人其生活质量优于其他街道不参加社区康复者；③参加社区康复的残疾人其精神面貌、心理情绪和参加社会活动的表现及能力有不同程度的提高。

3. 金花街社区康复模式的推广

（1）我中心接待国内外来宾参观考察，将金花街模式加以推广介绍。根据 1988 年至 1990 年的统计，前来金花街参观考察社区康复的国内外团组共 36 个，约 400 人。

（2）在全国或国际会议上加以介绍推广。1988 年在第 16 届康复国际世界大会上，专家宣读论文介绍。1991 年在 WHO 组织的西太平洋地区国家间关于社区康复的计划和管理研讨会上，通过大会交流和现场观摩考察加以推广介绍。此外，1995 年在澳大利亚帕斯举行的残疾人康复座谈会上，本中心也介绍推广了金花街社区康复模式，受到到会者的重视。

（3）通过在国内和国际专业期刊上发表文章进行推广，关于金花街社区康复模式的论文，自 1987 年起先后共发表了英文文章 7 篇，中文文章 5 篇。

社区卫生院怎样开展康复服务

1. 明确定位康复任务

正如国务院和卫生部明确规定："康复，即对常见病、多发病的康复，是社区卫生院的基本任务之一，与保健、预防、治疗、健康教育、计划生育技术服务并列"，且要求这六大任务彼此之间互相结合和渗透。而康复是一项新任务，不是可有可无，而是必须完成。

2. 采取措施，使康复服务切实到位

作为一门新专业、新任务，社区康复服务要从无到有地在社区卫生院开展起来，不是空喊口号、空列计划，而是真正到位，需要采取必要的措施，建立必要的制度，

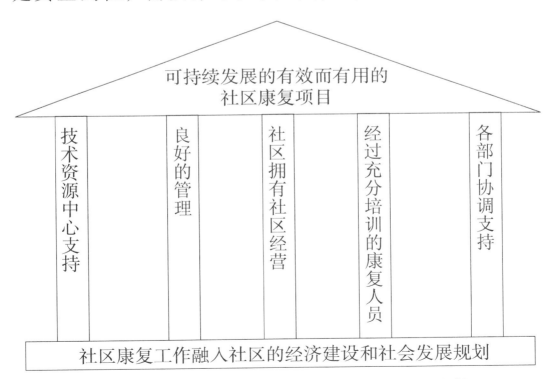

图 5-3 保证社区康复可持续发展的五大支柱

包括：

（1）指定专人负责：院长或副院长中，指定一人负责领导康复工作；医师方面，指定一名慢病科医师或内儿科医师兼管康复治疗（如能聘请一名专职康复医师则更佳），聘请或培养最少一名康复治疗师执行日常具体康复治疗任务。

（2）拨出康复场地：需要有面积为 20～50 平方米甚至更大的房间作为康复治疗室或康复站，以供开展多种康复治疗之用。

（3）购置康复设备：包括必需的简易身体运动、感觉功能评估和训练的器材，物理治疗、作业治疗器材，以及牵引、按摩推拿、手法治疗设备。所需费用不多，但应力求符合专业规范和配套（国家有关部门已拟订社区康复机构用的成套设备清单，可供参考）。

（4）普及康复技术：派出专人到省市县康复机构进修学习康复技术；在社区卫生院内结合全院业务学习，开设康复治疗技术讲座，分发康复技术手册给医务人员参考自学，如《康复治疗处方手册》，分发几种常见伤病或残疾的家庭康复或自我康复的宣传教育单张或折页科普材料。

3. 确定康复服务的对象范围、服务项目和方式方法

（1）确定本院康复服务对象范围，尤其是重点开展哪几种伤病的康复治疗。目前我国社区康复服务较普遍开展的病种有：脑卒中、小儿脑性瘫痪、脊髓损伤、慢性阻塞性肺病、颈椎病、腰腿痛、肩周炎、风湿病（骨关节炎等）、脑外伤、精神或智力残疾等。各地社区卫生院可根

据本社区常见伤病和残疾的种类以及本院技术力量条件确定康复服务重点对象的范围。

（2）确定本院开展康复服务的重点项目。社区卫生院常用的康复服务项目包括四大类：①功能训练项目，重点是步行训练、日常生活活动训练、手功能训练、关节体操；②物理治疗，如针灸、推拿按摩、牵引、温热治疗、简易电疗等；③咨询辅导，如残疾预防咨询、生活方式咨询辅导、心理辅导等；④辅助器具配置及使用指导，如助行器、助听器、拐杖、轮椅等，必要时可转往市、县、区辅助器具中心购置。以上项目根据康复对象的具体需求而选用，而社区卫生院本身要努力不断提高自己的康复服务能力。

（3）确定开展康复服务的方式方法。按照就地、就近、分散、方便的原则，结合伤病员及残疾人士的状况，选择适当的方式方法提供服务，包括：①上门服务，指导家庭康复、功能锻炼、心理辅导，情况较重者设家庭康复病床，定期上门巡诊给予诊疗康复服务；②在卫生院康复站进行康复评估、功能训练、物理治疗及咨询辅导；③参与社区工疗站（精神康复站）的指导和管理。

4. 建立制度，使康复服务制度化、规范化

随着康复服务工作逐步展开，要相应建立和逐步完善必要的康复服务制度，包括：①主管康复的医师和治疗师（社区康复助理员）的职责和工作制度；②"上门康复服务"和"家庭康复病床"工作制度；③康复伤病员的病案记录和管理制度；④社区康复站工作制度（对伤病员、残疾人康复训练的指导服务制度和康复程序、器材使用的

管理等制度）；⑤康复服务质量和效果评估总结制度；⑥转诊上送制度。

5. 协作共事、相互支持

密切与社区的残联工作网络和民政工作网络合作开展康复服务，协作共事、相互支持，会收到事半功倍的效果。

怎样贯彻执行《社区康复指南》

2010年10月，世界卫生组织正式发布了《社区康复指南》，这本由世界卫生组织、联合国教科文组织、国际劳工组织、国际残疾与发展联盟共同组织编写的、具有划时代意义的社区康复指南巨著，总结了30年来全球发展中国家社区康复的实践经验，反映了现代残疾人工作最新的理念和模式，提出了发展中国家残疾人康复最迫切的需求和可行的解决办法，特别是在社区层面上应采取的行动。可以说，这是一本承前启后的国际性社区康复迄今为止最全面而完整的、既有战略原则又有实践范例的指南书。"承前"指的是根据2001年发布的《国际功能、残疾和健康分类》的理论模式，以及在社区层面上落实2006年联合国发布的《残疾人权利公约》的原则和要求；"启后"指的是它将会开启21世纪社区康复的新时代，将会引导一些地区和国家根据本身的区情和国情订出一些更具体的CBR实施指南或框架（CBR Regional Framework）。

中国残疾人组织和康复界大力支持《社区康复指南》

的编写和实地咨询。2011 年 12 月 6 日，中国残疾人联合会与世界卫生组织、世界银行一起，在人民大会堂举行了《世界残疾报告》和《社区康复指南》发布会。从此，中国的残疾人事业以及社区康复事业进入了一个新阶段。

在中国如何贯彻执行《社区康复指南》？我认为应该从以下几个环节着手：

1. 充分理解社区康复的新理念和新模式

进入 21 世纪后，社区康复已演变为具有全新的概念，包括新的、深刻的内涵。过去社区康复只从医疗观点出发，着眼于治疗残疾人个体的功能和身体结构上的缺陷，是从矫治和补救的途径帮助残疾人康复，把医疗看做是康复的主要甚至是唯一的手段；而现在的社区康复则从发展的观点出发，着眼于解决残疾人群体整体的社会地位（受歧视、机会不均等）、经济地位（贫困）问题，是从发展和包容的途径帮助残疾人全面康复，所开展的康复工作的内容不仅是医疗康复，而且还包括了残疾人教育领域、谋生领域、社会生活领域、赋能领域等方面的康复。

可见今天的社区康复的基本概念和内涵是由以下几个要素组成的：

（1）CBR 的定位：社区康复不是社区一般性的工作任务，而是属于社区总体发展计划的一个有重要战略意义的组成部分，是为了实现残疾人康复、机会均等、减贫和社会融合而采取的一个战略性计划。

（2）CBR 的模式：从工作意义上来说，社区康复的模式是一个综合的模式（comprehensive model）即医学—社会—人权模式。换言之，从根本的意义上来说，社区康复采取了发展的模式（developmental model）和包容的模式（inclusive model）。

（3）CBR 的内容：包括五大领域方面的任务（健康领域、教育领域、谋生领域、社会领域、赋能领域），共25 项工作，参见《社区康复结构图》。

（4）CBR 的动力：社区康复计划的实现需要各有关方面的共同努力，包括残疾人自己及其家庭、残疾人组织和社区的参与，以及政府和非政府组织多个部门提供的卫生、教育、劳动就业、社会服务及其他服务。

2. 更新观念，建立社区康复新思维

《社区康复指南》所阐述的 CBR 新理念，引导社区康复工作者，以至 CBR 的 stakeholders（项目责任和利益相关者）要建立起有关社区康复工作方针、政策和策略的新思维。主要有以下几点：

（1）按照社区康复新的"综合的模式"，社区康复强调要建设和发展包括残疾人在内的所有人在各个方面都融合的社区，而不只是对个别残疾人提供康复服务。换句话说，社区康复既为残疾人及其家庭提供服务，同时也强调倡导让残疾人同社会各个方面融合。

（2）按照社区康复"发展的模式"，所有发展的计划如医疗卫生、教育、劳动就业、社会、文化、民生，其获益者都应包括残疾人在内，而且这些发展的计划都应以社区为基础。

（3）按照社区康复"包容的模式"，要消除导致残疾人不能参与社会（或参与能力限制）、不能与社区融合的各种障碍，这是社区康复工作的一个重点。

（4）残疾人功能的康复或发展，以及健康的维持和促进，不只是要关注从医疗技术方面来解决（医疗康复），而且也要关注哪些对健康和功能起着决定作用的个人保健行为、生活方式以及社会性因素。后者如经济收入、社会和就业状况、教育与文化程度、环境、医疗卫生服务资源和条件等等。社区康复应全面地针对以上因素加以改善，从而改善残疾人的健康和功能。

（5）在社区康复的服务中，既要针对残疾人的一般需求，也要关注残疾人的特殊需求。社区康复计划内对残疾人提供的服务不仅是合适的、力所能及的，而且应尽量做到质量良好。因此，要努力提高社区康复服务的质量。

（6）在执行社区康复计划时，不能只依赖社区康复工作人员，实际上，残疾人本身及其家庭，以及社区成员都可以发挥而且有潜力发挥其积极的作用。为此，要更有效地帮助他们进行相关的能力建设，提高他们配合、执行和创新社区康复工作的能力。

3. 掌握社区康复工作的原则

《社区康复指南》明确提出社区康复工作有十条指导原则，其中有八条（①～⑧）是遵照联合国《残疾人权利公约》所述的残疾人工作八大原则，另补充两条是多年来社区康复自身总结出来的原则（⑨、⑩）。

社区康复工作应遵循的十项原则包括：①尊重残疾人固有的尊严和个人自主，包括自由作出自己的选择，以及个人自立；②不歧视；③充分和有效地参与社会并融入社会；④尊重差异，接受残疾人是人的多样性的其中一个部分，也是人类一分子；⑤机会均等；⑥无障碍；⑦男女平等；⑧尊重儿童逐步发展的能力，并尊重残疾儿童保留其身份特性的权利；⑨包括自我倡导在内的赋能；⑩可持续性。

4. 举办《社区康复指南》的学习班和培训班、研讨会

首先是培训中、高层次主管社区康复的管理人员和专业人士学习《社区康复指南》（包括《社区康复指南概要》），重点是领会《社区康复指南》阐述的社区康复的理念、模式、原则、工作内容、管理方法、社区康复网络及人员培训，并结合中国实际情况，研究讨论贯彻《社区康复指南》的重点、要点、难点、特殊点，提出问题和初步研究解决办法。

5. 编订有中国特色的《中国社区康复指南》

编订有中国特色的《中国社区康复指南》，包括编订相应的培训教材，既吸取世界卫生组织发布的《社区康复指南》的理念和原则，又结合中国国情，体现出实用性、可行性和针对性。

6. 在各地举办基层社区康复管理人员培训班

先培训社区一级的社区康复基层管理人员或辅导员，使用《中国社区康复指南培训教材》，然后通过他们回到社区再培训社区康复员。

7. 成立支持社区康复的网络

各层次的支持网络可提供技术、人力、物力，以至体制上的协作和支持，同时要建立起由多部门组成的管理社区康复的协调委员会。

 第六章
睡眠卫生与睡眠工程

　　失眠的发生相当普遍，据统计，全世界被失眠和其他睡眠障碍严重困扰的人口占总人口的 20% ~ 30%，而美国、欧洲和澳大利亚约有 10% ~ 49% 的人患有失眠。在中国，据 2002 年调查，有 42.7% 的人有不同程度的睡眠障碍（易醒、早醒、睡眠时间不足，甚至失眠），但其中有相当多的人没有去找医生看或没有得到合理的诊断和治疗，而这种对失眠或睡眠障碍问题重视不够的情况在世界其他许多地方也同样存在。因此，对睡眠障碍的预防和诊断治疗问题，应当提到医疗卫生保健工作的重要议事日程上，通过睡眠管理和睡眠工程技术研究等多种途径加以解决，让失眠患者恢复健康睡眠。

❀ 与睡眠障碍有关的因素

睡眠障碍与很多因素有关，失眠人士睡得不好也往往是各有不同的背景和理由，但可以把诸多因素归纳为下面几类：

（1）睡眠卫生因素：不良的睡眠习惯，不良的睡眠姿势，妨碍睡眠的饮食，妨碍睡眠的生活方式。

（2）身心疾患：抑郁症，焦虑症，充血型心力衰竭，肺气肿（慢性阻塞性肺病），哮喘，慢性疼痛。

（3）心理精神因素：精神紧张，精神压力，心身过度疲劳（慢性疲劳综合征），严重突发事件后的心理创伤。

（4）关节肌肉痛：腰腿痛，颈肩痛，原发性纤维肌痛综合征，关节炎及关节病。

（5）环境因素：噪音，不合适的寝具（如床褥、枕头），卧室光线、温度、通风条件不佳，睡眠环境有过敏原。

（6）睡眠过程中出现的相关疾患：阻塞性睡眠呼吸暂停综合征，不安腿综合征，夜间肌痉挛。

（7）昼夜睡眠节律紊乱：时差综合征，轮班（三班倒）。

（8）药物依赖：酒精，兴奋剂，催眠镇静剂。

睡眠管理的环节、步骤和措施

20 世纪末，医学界提出了"睡眠管理"的概念，提倡人们要充分认识保持正常睡眠（健康睡眠）的重要性，人们应该实行对睡眠的自我管理，以便预防睡眠障碍，克服失眠和其他睡眠紊乱的问题。从积极方面来说，此举是为了充分发挥睡眠的保健作用，提高人们的健康水平，改善人们的生活质量。

睡眠管理是分阶段实施的，不同阶段应采取不同的步骤措施，具体如下：

1. 预防阶段（保持睡眠正常）

（1）听睡眠卫生讲座。

（2）阅读有关睡眠卫生资料。

（3）保持良好的生活方式，营造有利于正常睡眠的心理环境。

（4）营造有利于正常睡眠的卧室及寝具条件。

（5）实行其他睡眠卫生的措施。

2. 评估及诊断阶段（分析睡眠障碍）

（1）个人填写睡眠日志，初步找出睡眠障碍的表现形式和主要原因。

（2）必要时到医院睡眠专科门诊就诊咨询。

（3）必要时到睡眠（呼吸）实验室进行检查。

3. 干预处理阶段（治疗睡眠障碍）

（1）针对生理/心理性失眠：经咨询后订出干预计划，从睡眠卫生入手，通过行为治疗解决。

（2）针对医学问题所致的失眠：到医院或睡眠中心、睡眠专科门诊治疗。

（3）针对客观环境和条件所致的失眠：到睡眠用品寝具专业著名公司咨询，购置健康寝具（床褥、睡枕）。

4. 巩固阶段（养成新的合理的睡眠习惯）

（1）巩固行为治疗成果及睡眠卫生习惯。

（2）坚持新建立的良好的生活方式。

（3）继续接受有关健康睡眠的教育和指导。

睡眠工程的内涵

睡眠工程是一门关于设计和制造睡眠用品（或称睡眠产品）的应用性工程技术学科。其宗旨是让工程技术为健康睡眠和舒适睡眠而服务。睡眠工程在开发新的睡眠产品的过程中，应用现代科学技术开发新材料、开创新设计、开拓新工艺，并研制出各种质量测试监控、产品评估监测的仪器与技术，与医学、卫生学、心理学等学科密切联系，按照以人为本的原则，在追求睡眠产品达到安全、卫生、舒适的标准的过程中，不断创新，使睡眠工程为保证健康睡眠、提高人们的生活质量而服务。

由于睡眠工程直接用于保证舒适的睡眠和高效的休憩，所以在西方也有人把睡眠工程称为"舒适科学"（the science of comfort）或"舒适工程"（comfort technology）。近年来，我国内地和香港特别行政区一些科技部门和企业也开始了睡眠工程的研究，借以不断改进睡眠产品，从而促进健康睡眠。

睡眠工程学的研究领域

为了适应人类充分享受睡眠的要求，从而使睡眠给人类带来身体健康和心理健康，并且协助延缓衰老，提高工作效率，睡眠工程正在瞄准以下的方向开展研究和开发工作，以期设计和制作出质量更优、款式更新的寝具，主要是床褥和睡枕。

（1）寻找并开发更优越的制作寝具用的原材料，尤其是弹簧、乳胶、植物纤维及化学纤维等。

（2）设计新的弹簧结构，改善支撑力、承托力。

（3）设计新的、更优越的床褥垫层（从物料、组合结构等方面创新）。

（4）按人体工效学原理，通过实验和观察，论证不同年龄（小孩、老人）、不同体型（肥胖、较瘦）、不同健康状况（颈椎病、肩周炎、腰痛、鼻鼾等）对床褥和枕头的特殊要求，并做出相应的设计和进行研发。

（5）设计用于测量寝具所用物料性能（材料力学等）的仪器，及其他质量控制用的仪器。

（6）设计和改善人体与床褥之间相互反应的压力测试系统，作为实用性测试工具。

（7）睡眠医学和康复医学相结合，研制保健化的床褥、枕头和其他寝具。

（8）为增进睡眠的舒适，研制个性化的床褥、枕头和其他寝具。

（9）为满足多功能、可调控的需求，研制智能化的床褥、枕头和其他寝具。

（10）引入或借用航天技术、纳米技术、自动控制技术等，研制富含高科技元素的床褥、枕头和其他寝具。

✿ 睡眠工程的相关学科

睡眠工程研究开发的重点睡眠产品是床褥和睡枕。睡眠工程技术包括材料技术（优选、性能测试、创新）、设计技术、制造技术、产品质量监控技术、工效学测量技术等。在学科研究和上述技术领域的实际工作中，睡眠工程与下列学科的技术有密切联系：电子学、电子计算机技术、自动控制技术、人体工效学、睡眠卫生学、睡眠医学、环境心理学、家具美学等。以下重点介绍人体工效学、睡眠医学与睡眠工程的关系。

1. 人体工效学

过去，人体工效学只强调调整和改造人们的生活与工作环境，使之与人的作业活动和人的特点相适应，因此，重点放在工作和劳动的作业上。但近年来，其研究已扩展至生活休闲领域。国际人类工效学学会对工效学的定义已修订为："工效学是一门研究各种工作环境中人的因素、人与机械和环境的相互作用，以及研究在工作、生活和休闲中如何统一兼顾效率、健康、安全、舒适等问题的学科。"

工效学着眼于在工作、生活和休闲中追求目标指数

（效率、健康、安全、舒适等），使之达到最佳化。为此，首先需要从研究工作、生活、休闲环境、人体解剖学、生理学、心理学等因素出发，探索"人—机（包括各种机械、工具、家具、生活用具）—环境"系统中三者的相互作用，并研究适当的干预措施，使这些相互作用能趋利避害，既有利于效率，又有利于健康、安全和舒适。

睡眠工程要借助于人体工效学的研究成果，分析睡眠者与床褥、睡枕之间的相互影响。为提高睡眠效率，保证安全而健康舒适的睡眠提供合适的睡眠产品。

2. 睡眠医学

睡眠医学是一门研究睡眠障碍的预防、诊断和治疗的学科，也涉及睡眠质量、睡眠行为、睡眠剥夺、睡眠卫生等的研究。睡眠医学既向睡眠工程提出研究课题（例如鼻鼾者的合适睡枕、不宁腿患者的合适床褥），也与睡眠工程分享研究成果。此外，睡眠工程和睡眠医学还可联合进行研究。

🌸 睡眠工程发展研究的趋势

床褥、睡枕等睡眠产品的生产，近百年来经历过由低级至高级的几个阶段的演变，即从作坊式手工生产开始，进而至工厂式的机械化生产，发展至现代化的自动化生产线的生产，以及充分利用电脑与信息技术的数字化生产。总的来说，就是在设计和制造中充分发挥高科技提供的潜力和可行性，结合国情、区情、民情，生产高质量与高品位并重，安康性（安全、健康）与舒适性兼顾的优良的睡眠产品。

从现代睡眠工程的走向来看，下列几个趋向是值得注意的：

1. 材料创新

寻找并开发制作寝具质量更优、功能更合适的原材料，尤其是弹簧、乳胶、植物纤维及化学纤维等。

2. 设计创新

（1）功能性设计创新：为满足产品的智能化、调控化的需求而进行设计创新。

（2）人文性设计创新：为适应地区性的文化、风俗、时尚、潮流、品味、心理等人文因素而进行设计创新。

（3）生态性设计创新：为满足产品的"生态质量"的需求而进行设计创新。所谓"生态质量"，是指产品既适应环境保护的需求，也适应人体健康安全的需求。因此，生态设计创新也就是指，产品在原材料获取、生产、运销、使用和处置等整个生产周期中，密切考虑到生态、人类健康和安全，设计出既对环境友好又能满足人的需求的新产品。

由上可见，现代设计生产睡眠产品的工程师也应该是一个有生态观点、环保观点的工程师，是一个能够提供绿色生活用的睡眠产品的工程师。

3. 产品评估理念及技术创新

要建立一种以人为本（以顾客为本）的产品评估的理念和开发相应的评估或测评技术。也就是说，不仅测评产品自身的性能以判断是否符合产品出厂合格标准，更重要的是建立一种测定个别顾客（使用者）与产品（如床褥）之间的相互适应、匹配性的技术，以便使顾客能在科学数据的指引下，选购到最合适其身体情况的床褥。这种评估技术体现了"以人为本"和"个性化"的原则。

现代睡眠工程新成果举例

1. 人体压力测试系统

人体压力测试系统是睡眠工程专家研制出来由电脑控制自动化的一种新技术和新仪器，用于测试人体睡在床褥上身体各部分对床褥所施予的压力，用以作为选择合适床褥的依据。

2. 新型的弹簧系统

睡眠工程专家不断地研发性能优越、用于制造床褥的弹簧，在韧力、拉力、回弹力、耐压力等方面表现出众。有的弹簧系统能经历破坏性试验达 2 万次，经历疲劳性试验达 20 万次，并可经受 8 吨重的压路机辗压而不变形。

3. 垫料的革新

在垫料方面，现已能设计和制成万能平衡网，受力平均，且能延长使用寿命。此外，使用具有良好弹力的天然乳胶、针孔乳胶，可增加柔软度和舒适感；利用高弹性的弹力海绵可增强透气性及柔软度。此外，另有一种按摩海绵用作垫料，能有效舒缓疲劳；而黏弹力海绵（viscoelastic foam）是近年来较多使用的垫料。

（1）记忆海绵（memory foam）：其"记忆"功能是指它能够根据睡眠者躺在床上所表现的身体轮廓，各处曲线、角度、凹度、凸度的不同，"记取"这些体形的信息，随即自动调整床垫的造型，使能适应身体各部分的轮廓，给予充分的、体贴的支持和承托。

（2）透气海绵（vent foam）：有较好的透气性能，允许空气在气室或气道和垫褥之间流动，从而增加床垫的干爽度和舒适感。

（3）温度调节承托力海绵（temperature-sensitive memory foam）：这是一种对温度敏感的记忆海绵，能根据睡眠者与床褥之间形成的温度作出支撑面、支撑度的自动调整，从而使睡眠过程中身体各部分都能得到均匀、充分的承托。

4. 纳米布的应用

近年来，由于采用了纳米技术，可以制成一些新型的"功能性纺织品"。通过在纺织品的表面上形成一层隐形的保护膜，就可使纺织品具有疏水、抗油、防尘、抗皱、防污、杀菌等功能。此外，这种纳米布不含有毒物质，易于清洁。

5. 床褥软硬度或卧姿的调节技术

床褥软硬度的新概念是动态的、可调节的和个性化的。近年来睡眠工程专家对于床褥软硬度调节的控制，试用了以下新的技术：

（1）液压调节技术：使用液压系统，可根据睡眠者的体重分布和睡时的姿势，对床褥支撑面的情况作出适当调整，从而也使睡眠者的体重分布和卧姿得到合理的调整。

（2）压缩空气调节技术：在使用气床（即充气床垫）时，可通过调控充气量和排气量来调节充气床垫的软硬程度。

6. NASA 技术的引入

近十多年来，睡眠工程界对引入美国国家航空与航天局（NASA）的有关研究技术和成果用于开发新的床褥和睡枕很感兴趣，工作十分活跃，出现了所谓 NASA 设计的睡眠产品。

美国国家航空与航天局为了向在太空长期飞行生活的太空人提供特别优质的床褥和坐垫，尤其在其面层所用的物料，要求特别舒适，为此而进行了许多实验和研究，包括利用黏弹性记忆海绵等物料试制合适的坐垫床垫。

7. 睡枕的新设计和新工艺

在睡眠工程中，睡枕的地位和重要性与床褥不相上下，睡枕的研发工作和革新也比较活跃，当前的趋向有以下几点：

（1）睡枕弧度多元化并可自动调节：平台式（一个睡枕只有一个高度和弧度）的睡枕正逐渐被多个不同弧度（波浪式）的睡枕所代替，这种可动态调节高度的枕头使仰卧和侧卧时都能保持颈椎天然弯度（弧度），并给予承托；同时在一夜睡眠中，此种枕头有助于保持合适的头部睡姿，并使睡眠比较舒适。

（2）可调温睡枕：近年来，睡眠工程专家设计出一种可自动调节睡枕表面温度的枕头，使温度适应一夜睡眠所需的变化。晚上就寝时，枕头温度在 25℃ 左右；清晨起床时，枕头温度在 32℃ 左右。

（3）远红外线温热睡枕：睡枕内有小型远红外线装置，可使肩关节及上背部感受到温热作用，对于有肩周炎或因风湿而肩背部畏寒的人士，睡眠时能温暖肩部而减轻晚间疼痛。

（4）可调柔软度的睡枕：这种睡枕所用的物料包括有对温度敏感的"记忆泡沫海绵"，可根据感知到的头颈部接触枕面的温度和压力而自动地调整枕头的形状和柔软度，以便给予充分的支持和舒适的感受（可持续地自动调节从而缓解压力点所感到的不适）。

睡眠舒适度的医学与卫生学基础

自本世纪开始，开始有人较系统地研究睡眠舒适度的医学与卫生学基础，主要是研究不同体质和健康的个体用不同软硬度的床褥对睡眠舒适度、睡眠质量的不同效果。

舒适是一种个人的体验和感受，但它是以客观物质条件作为基础的。一张床褥睡上去使人感到舒适，客观上是由许多因素综合起来决定的，包括床褥有良好的弹性，对身体有充分支持力和承托力，而且垫层结构的设计优良，用料精当，且有透气孔道，有利于散热防潮，保持干爽清洁，触感良好，人睡上去有一种轻柔体贴、松软舒适的感受。

床褥带来的舒适感对保证优质和健康的睡眠有着直接的关系。首先是床褥的软硬度和弹性形成的不同程度的舒适感受，对睡眠质量会产生一定的影响。

由中山大学和中国康复医学会专家主持的一个课题组，观察了三种软硬程度不同的床褥对人睡眠质量的影响，试验者为 30 名健康的中青年人，以睡眠质量量表和晨早睡醒起床自我感觉量表所得分数为依据，发现使用睡软硬适中的弹簧床褥时，睡眠质量和醒后自我感觉积分均属最优，而海绵床褥次之，木板床又次之。

此外，如果床褥的弹性和软硬程度适中，睡眠者在一夜睡眠中翻身转动的总时间就会少一些，而身体没有显出大的活动的时间就会多一些。根据上述课题组的研究结果（应用 Ergocheck 监测），也表明睡软硬适中的弹簧床褥时，肢体出现大动作的次数比睡木板床和海绵床褥要少。

总而言之，睡眠工程通过科学研究和应用现代技术，开发和生产出新的睡眠产品，对改善人们的睡眠质量，甚至在一定程度上协助消除或减轻睡眠障碍，都有积极的作用。但需有科研机构、实业和生产部门，以及睡眠医学和睡眠卫生界的共同参与，才能取得理想的效果。

第七章
音乐治疗

　　健康老龄化，慢性病的防治与康复，精神卫生、认知、行为保健及智能、心理素质改善，儿童身心健康、优生优育等问题已成为21世纪社会聚焦的核心问题。这些问题的解决，不仅依赖生物学手段和措施，更有赖于心理学、社会学、人文因素和环境因素。而音乐活动，尤其保健性、治疗性等音乐活动的作用，贯穿于上述的心理社会、人文环境的各大环节，成为推动人类实现联合国提出的"千年发展目标"的一个重要动力。

音乐治疗的概念

音乐治疗（music therapy）是指应用经过选择的、具有保健治疗作用的音乐，以聆听欣赏的方式和/或参与歌唱、演奏、歌剧、创作等音乐体验的方式，收到身心保健、治疗、康复和发展的效果。凡能治疗和康复心灵创伤和身体疾患的音乐，又称为疗伤音乐（healing music）。

就聆听音乐而言，乐声作为一种特殊的能量给予人的听觉和皮肤感觉以刺激，传入大脑经过感知和综合分析对人体产生生理和心理的作用。

乐声不同于噪音。乐声的特殊结构（由音频、力度、音色、音程、节奏等组成），使之能给听者一种有情绪反应的或有意义的聆听体验。

音乐的身心保健功能

妙音可以静心、通脉、健脑、提神、开胃、消愁，归纳起来，音乐有以下十二个方面的身心保健治疗功能：

（1）激发生存意志，增强生存能力（强生）。

（2）减消精神压力，促进身心松弛（减压）。

（3）抚慰受伤心灵，恢复心理平衡（平心）。

（4）振奋乐观精神，克服悲观情绪（振奋）。

（5）减轻身体疼痛，保持舒畅安适（镇痛）。

（6）消除身心疲劳，提高工作效率（增效）。

（7）扩展思维活动，改善认知功能（益智）。

（8）调节胃肠功能，可以开胃佐餐（健胃）。

（9）改变沉郁状态，帮助提神去闷（提神）。

（10）改善免疫功能，增强抗病能力（抗病）。

（11）化解心神纷乱，引入清静安谧（入静）。

（12）增强生活情趣，提高生活质量（增趣）。

音乐的抗衰老作用

中老年人聆听保健治疗性的乐曲和/或主动参加音乐活动，对延缓衰老有积极的作用。

（1）预防或减轻智力衰退：改善记忆力，包括短暂记忆、长远记忆；改善注意力及思维能力；增强缅怀能力及效益。

（2）改善感官功能：加强听觉训练，改善现实环境识别力和导向力。

（3）改善心理和社会功能：改善语言表达能力及沟通技巧，提高自尊心，改善生活方式及自我形象。

（4）改善身体安适感：减轻慢性疼痛感觉，减少震颤及激动，减轻精神压力。

（5）文化养生，有助于延年益寿。

在进行音乐治疗的过程中，同时进行身体运动，可增强上下肢肌力，增加关节活动度及柔韧性，提高运动及姿势感觉和对环境的反应力，有助于预防跌倒。

益寿音乐的综合作用和实施场所

老年保健音乐亦可称为"益寿音乐"。为了推广益寿音乐，除了通过宣传教育、文化推介使老年人掌握有关保健音乐的知识，自我进行家庭音乐保健（聆听、唱歌、演奏等）之外，更需由社区、社会、养老机构、康复中心等有计划地组织老人的音乐活动。多元化、全方位地提供老人音乐保健服务，因为音乐是通过多个环节、多个方面对老人起到保健和治疗作用的，相应也需要在不同的场合下对老年人进行音乐保健和音乐治疗。

综合 M. Lee、A. Clait、R. Brigh、S. Johnson 及我的研究成果和实践体会，现将音乐对老年益寿、保健和康复作用的环节、可能取得的效果以及受益人群和服务场所等列表介绍如下：

表 7-1　益寿音乐的综合作用和实施场所

作用环节	具体效果	受益人群及实施场所
配合运动锻炼，改善体能，延缓衰老	在音乐伴奏下进行运动，提高对运动的坚持性、耐受性，有利于增强体质及减少心脑血管病危险因素	普通居家老人
改善感觉、运动的节律感	姿势、运动（尤其步行）的反应性得到改善，有利于防止摔倒	普通居家老人

（续表）

作用环节	具体效果	受益人群及实施场所
维持良好心态，改善不良情绪	以心理健康促进身体健康	普通居家老人
行为训练，以音乐活动正性行为、兴趣和习惯代替负性行为和心态	提高自尊心、自信心，减少不良行为或不良反应的出现，提高适应性	住养老院、康复中心的老人（尤其有血管性痴呆、老年性痴呆患者）
通过聆听镇静性松弛性音乐，接受松弛训练	减轻应激、精神压力，从而减少心脑血管病危险因素	普通家居老人及住养老院、康复中心的老人（尤其有抑郁、焦虑及有心脑血管病危险因素者）
通过唱歌及其他集体性音乐活动进行社交训练	促进人际交流，改善语言沟通能力、口头表达能力，克服孤独感、隔离感	住养老院、康复中心的老人及在社区居住的老人
通过学习音乐活动，改善认知功能	改善记忆力及对信息的运用能力	住养老院、康复中心的老人及普通居家的老人
节律性训练及松弛反应	减少肢体震颤	住养老院、康复中心的老人（尤其是帕金森病患者）

治疗性音乐分类及作用特点

一、镇静松弛乐曲

1. 乐曲特点

镇静松弛乐曲（sedative and relaxing music）旋律柔美抒情，或流畅自然、清淡典雅，节奏平稳，速度徐缓，音色柔和舒展或略带深沉，风格安详、宁静、清新、优雅，表达出一种悠然自得、安稳宽舒的情绪或温馨亲切的感情。

2. 治疗作用

镇静安神、引导入睡；缓解精神紧张，使身心减压放松。

3. 适用范围

（1）失眠患者，包括：习惯性、慢性失眠者；平日容易兴奋激动，或由于工作生活紧张，晚间不易入睡者；病后初愈，须有充分睡眠促进康复，而又不易入睡，或经常睡眠中断者；婴幼儿童因烦躁不安难以入睡者。

（2）有精神压力或心血管疾病者，包括：高血压病患者或血压偏高，时有波动者；精神紧张、兴奋亢进，睡眠及休息不足，自觉有精神压力者；由于高血压而有头痛、头昏、头胀、心悸、胸闷、胃肠不适者；头痛由精神紧张而引起者；冠心病合并有高血压或精神紧张的患者；由于突发精神刺激，而致极度悲伤或惶恐不安、心情紧张的患者。

4. 乐曲举例

镇静松弛乐曲可分为镇静安眠类和减压放松类两个系列。

（1）镇静安眠的乐曲，例如：

莫扎特：《摇篮曲》

门德尔松：《仲夏夜之梦》序曲

勃拉姆斯：《摇篮曲》

柴可夫斯基：《秋之歌》（大提琴、钢琴）

海顿：《小夜曲》F 大调四重奏第二乐章

舒曼：《梦幻曲》

马斯涅：《泰伊丝冥想曲》

巴赫：《G 弦上的咏叹调》

奥芬巴赫：《霍夫曼船曲》

舒伯特：《摇篮曲》

　　　　　《圣母颂》

民族乐曲：《渔舟唱晚》

　　　　　《梁祝》协奏曲（小提琴）

　　　　　《良宵》（二胡、钢琴）

（2）减压放松的乐曲，例如：

圣·桑：《天鹅》

柴可夫斯基：《船歌》六月

德彪西：《月光》

格里格：《晨景》

肖邦：《降 E 大调夜曲》

约翰·施特劳斯：《维也纳森林故事圆舞曲》

福莱：《西西里舞曲》

博凯里尼：《小步舞曲》

阿尔比诺尼：《G 小调柔板》

贝多芬：《田园交响曲》第二乐章

《G 大调小步舞曲》

民族乐曲：《二泉映月》

《高山流水》

《姑苏行》

二、解郁消虑乐曲

1. 乐曲特点

解郁消虑乐曲（anxiolytic music）分两类，患者可先听稍带哀愁情调的乐曲，然后听比较欢快活泼的乐曲。前者例如柴可夫斯基的《如歌的行板》可作为代表，旋律缓慢凄切、轻吟低回，如怨如诉，似在抒发一种沉重而压抑的心情；后者例如老约翰·施特劳斯的《拉德茨基进行曲》可作为代表，旋律优美流畅，富于情趣，节奏明快、雄浑有力，风格生动活泼，可以改善情绪。

2. 治疗作用

（1）以音乐转移或宣泄愁思和焦虑，改善情绪，提高兴趣，振作精神，增强信心。

（2）通过听赏乐曲引起愉快的联想或美好的回忆，感受到安慰和鼓舞，形成新的良好的情绪，代替和克服抑郁或焦虑。

（3）减轻由精神抑郁或焦虑引起的症状，如睡眠不佳、食欲不振、倦怠无力、精神萎靡或烦躁易怒。

3. 适用范围

（1）情绪异常低下，对周围环境和事物丧失兴趣、精神抑郁的患者。

（2）坐立不安，忧心忡忡，有焦虑表现的患者。

（3）神经衰弱的患者。

4. 乐曲举例

（1）先选听一两首或两三首略带愁闷的乐曲，例如：

民族乐曲：《昭君怨》

柴可夫斯基：《如歌的行板》

贝多芬：《降 B 大调弦乐四重奏》第五乐章

莫扎特：《A 大调第二十三号钢琴协奏曲》第二乐章

（2）然后选听多首活泼愉快的乐曲，例如：

民族乐曲：《春江花月夜》

门德尔松：《春之歌》

老约翰·施特劳斯：《杜德茨基进行曲》

格里格：《A 小调钢琴协奏曲》第二乐章

肖邦：《E 小调第一钢琴协奏曲》第三乐章

马利：《金婚曲》

圣·桑：《引子和随想回旋曲》

莫扎特：《G 大调第三小提琴协奏曲》第三乐章

拉威尔：《波莱罗舞曲》

贝多芬：《F 大调浪漫曲》

三、醒脑益智乐曲

1. 乐曲特点

醒脑益智乐曲（inspiring music，brain tonic music）之所以能够益智（调整和改善智力活动功能），是因为它是根据不同的对象而发挥其各自不同的作用的。对于大脑皮层兴奋性比较低，醒觉程度比较差，智力活动比较迟滞的人，需要聆听兴奋性音乐；对于注意力不集中，思想涣散，因而学习或思维效率低的人，需要聆听有助于改善专注力的音乐；对于需要在智力活动中发挥智能潜力、耐力，发挥创造性思维以及想象力、逻辑推理能力者，需要聆听启发性音乐。而这三种音乐各有特点：

（1）兴奋性音乐（stimulating music）：旋律刚劲活泼或威武雄壮，节奏明快坚定，多为进行曲节奏，速度稍快，音色饱满有力，庄严雄伟，或尖锐清脆，力度较大，抑扬顿挫，加上多种打击乐器的配合，形成一种激昂、兴奋的情绪和热烈而活跃的气氛。

（2）专注性音乐（concentration music）：具有巴洛克音乐的风格和特点，乐曲通过速度和力度的强烈对比、复杂的和声、注重情感的表现而作用于聆听者的大脑皮层，减少精神情绪的纷扰及躁动，有助于安定，提高专注力和用脑的耐力，此类音乐较多选择每分50～60拍的乐曲。

（3）启发性音乐（inspiring music）：这类乐曲旋律轻盈优雅而宽广，节奏明快，音色柔美清澈，风格清爽明亮，情绪或恬静稳定，或明朗愉悦，使听者在音乐的引导下，提振精神，焕发灵感，进入一个心旷神怡、开豁心思、感知敏锐、思维活跃的境界，为脑力劳动创造良好的心智条件。

2. 治疗作用

（1）兴奋性音乐的刺激对低智力者及大脑皮层觉醒程度较低者，能提高其觉醒程度，从而改善其认知能力和反应能力。

（2）专注性音乐的刺激可改善注意力和综合感觉能力，提高学习和工作效率。

（3）启发性音乐可提神醒脑，消除疲劳，焕发精神，活跃思维，激发灵感。

3. 适用范围

（1）老年人有智力减退，甚或轻度痴呆表现，可通过听赏本系列乐曲改善认知能力。

（2）学习困难的儿童或弱智儿童，可通过听曲作为提高智力的一种辅助性训练手段。

（3）伤残人士兼有认知障碍，如注意力、记忆力减退、思维迟滞、反应迟钝，也可通过听曲改善认知能力。

（4）身心疲乏，需要消除疲劳，振作精神者。

（5）自闭症儿童听赏本系列音乐可改善智力、情绪和人际交往能力。

（6）专业人士用于提高创造力、想象力、思维判断力、艺术表现力。

4. 乐曲举例

（1）兴奋性乐曲，例如：

贝多芬：《命运交响曲》第一、四乐章

比才:《斗牛士之歌》(《卡门》序曲)

苏配:《轻骑兵》序曲

格林卡:《幻想圆舞曲》

罗西尼:《威廉·退尔》序曲

民族乐曲:《得胜令》

《夜深沉》

《步步高》

《彩云追月》

《娱乐升平》

(2) 专注性乐曲,例如:

帕赫贝尔:《D 大调卡农》

亨德尔:《水上音乐组曲》

维瓦尔第:《四季》小提琴协奏曲《夏》第一乐章

阿尔比诺尼:《G 小调柔板》

巴赫:《双小提琴协奏曲广板》

(3) 启发性乐曲,例如:

斯美塔那:《伏尔塔瓦河》

布拉姆斯:《匈牙利舞曲》第五首

约翰·施特劳斯:《春之声圆舞曲》

贝多芬:《欢乐颂》第九交响曲

马斯卡尼:《乡村骑士间奏曲》

莫扎特:《D 大调双钢琴奏鸣曲》

《降 E 大调第三十九号交响曲》第三乐章

《D 大调第三十五号交响曲》第三乐章

《降 E 大调第十号双钢琴协奏曲》第一乐章

《长笛竖琴协奏曲》第三乐章

❀ 不同情况下推荐选用的治疗音乐

1. 高血压

德彪西：《明月之光》

圣·桑：《天鹅》

柴可夫斯基：《船歌》

肖邦：《降 E 大调夜曲》

巴赫：《G 弦上的咏叹调》

舒伯特：《圣母颂》

2. 冠心病

格里格：《晨景》

马斯涅：《泰伊丝冥想曲》

海顿：《小夜曲》F 大调弦乐四重奏第二乐章

巴赫：《G 弦上的咏叹调》

门德尔松：《乘着歌声的翅膀》

威廉斯：《绿袖幻想曲》

3. 失眠

勃拉姆斯：《摇篮曲》

舒曼：《幻想曲》

马斯涅：《泰伊丝冥想曲》

巴赫：《G 弦上的咏叹调》

菲比赫：《黄昏》

奥芬巴赫：《霍夫曼船歌》

4. 胃、十二指肠溃疡病

约翰·施特劳斯：《维也纳森林故事圆舞曲》

福莱：《西西里舞曲》

贝多芬：《田园交响曲》第二乐章

帕赫贝尔：《D大调卡农》

博凯里尼：《小步舞曲》

莫扎特：《D大调第七号小夜曲哈夫纳》第五乐章

5. 功能性消化不良

贝多芬：《春天奏鸣曲》

柴可夫斯基：《四只小天鹅》

莫扎特：《长笛竖琴协奏曲》第二乐章

肖邦：《E小调第一钢琴协奏曲》第三乐章

巴赫：《D小调双小提琴协奏曲》第二乐章
　　　《G弦上的咏叹调》

6. 脑卒中后恢复期

圣·桑：《天鹅》

柴可夫斯基：《船歌》（六月）

马利：《金婚曲》

贝多芬：《G大调小步舞曲》

德沃夏克：《新世界交响曲》第二乐章

马斯涅：《泰伊丝冥想曲》

7. 慢性疲劳综合征

约翰·施特劳斯：《春之声圆舞曲》

伊凡诺维奇：《多瑙河之波圆舞曲》

布拉姆斯：《匈牙利舞曲》第五首

比才：《阿莱城姑娘》第一组曲《小步舞曲》

亨德尔：《焰火音乐》

柴可夫斯基:《秋之歌》

8. 精神压力

海顿:《小夜曲》F 大调弦乐四重奏第二乐章

老约翰·施特劳斯:《拉德茨基进行曲》

贝多芬:《G 大调小步舞曲》

圣·桑:《引子和随想回旋曲》

莫扎特:《浪漫曲》G 大调弦乐小夜曲

《G 大调第三小提琴协奏曲》第三乐章

9. 抑郁、焦虑

柴可夫斯基:《如歌的行板》

莫扎特:《A 大调第二十三号钢琴协奏曲》第二乐章

老约翰·施特劳斯:《拉德茨基进行曲》

肖邦:《E 小调第一钢琴协奏曲》第三乐章

贝多芬:《降 B 大调弦乐四重奏》第五乐章

《G 大调小步舞曲》

10. 慢性疼痛、外科手术

比才:《阿莱城姑娘》第一组曲《小步舞曲》

勃拉姆斯:《匈牙利舞曲》第五首

贝多芬:《G 大调小步舞曲》

舒曼:《幻想曲》

帕赫贝尔:《D 大调卡农》

巴赫:《D 小调双小提琴协奏曲》第二乐章

11. 心情不佳,情绪低落

伊凡诺维奇:《多瑙河之波圆舞曲》

勃拉姆斯:《匈牙利舞曲》第五首

亨德尔:《焰火音乐》(快板)

莫扎特:《浪漫曲》

约翰·施特劳斯:《春之声圆舞曲》

马利:《金婚曲》

12. 悲伤、沮丧

贝多芬:《降 B 大调弦乐四重奏》第五乐章

莫扎特:《A 大调第二十三号钢琴协奏曲》第二乐章

柴可夫斯基:《如歌的行板》

圣·桑:《天鹅》

舒伯特:《圣母颂》

奥芬巴赫:《霍夫曼船歌》

13. 急躁、易怒

莫扎特:《长笛竖琴协奏曲》第二乐章

德沃夏克:《新世界交响曲》第二乐章

布鲁赫:《G 小调第一小提琴协奏曲》第二乐章

马斯涅:《泰伊丝冥想曲》

勃拉姆斯:《匈牙利舞曲》第五首

比才:《斗牛士之歌》(《卡门》序曲)

14. 弱智、唐氏综合征

亨德尔:《水上音乐》

苏配:《轻骑兵》序曲

勃拉姆斯:《匈牙利舞曲》第五首

莫扎特:《D 大调双钢琴奏鸣曲》

《降 E 大调第十双钢琴协奏曲》第一乐章

《降 E 大调第三十九交响曲》小步舞曲

《土耳其进行曲》

15. 自闭症

斯美塔那：《伏尔塔瓦河》

亨德尔：《水上音乐》

舒伯特：《摇篮曲》

莫扎特：《降 E 大调第十双钢琴协奏曲》第一乐章

奥芬巴赫：《霍夫曼船歌》

柴可夫斯基：《船歌》六月

16. 老年性痴呆

圣·桑：《天鹅》

柴可夫斯基：《船歌》六月

苏配：《轻骑兵》

贝多芬：《命运交响曲》第一乐章

莫扎特：《D 大调双钢琴奏鸣曲》

《土耳其进行曲》

17. 餐饮助兴

约翰·施特劳斯：《蓝色多瑙河圆舞曲》

依凡诺维奇：《多瑙河之波圆舞曲》

维瓦尔第：《四季》小提琴协奏曲《夏》

马斯卡尼：《乡村骑士》间奏曲

博凯里尼：《小步舞曲》

莫扎特：《长笛竖琴协奏曲》第二乐章

18. 提高学习效率（背景音乐）

亨德尔：《水上音乐》

帕赫贝尔：《D 大调卡农》

莫扎特：《D 大调双钢琴奏鸣曲》

巴赫：《G 弦上的咏叹调》

圣·桑：《天鹅》

舒曼：《幻想曲》

19. 会议前精神准备（振奋精神）

约翰·施特劳斯：《春之声圆舞曲》

伊凡诺维奇：《多瑙河之波圆舞曲》

勃拉姆斯：《匈牙利舞曲》第五首

柴可夫斯基：《四只小天鹅》

苏配：《轻骑兵》序曲

亨德尔：《焰火音乐》（快板）

20. 创作前和创作时激发灵感（背景音乐）

马斯涅：《泰伊丝冥想曲》

德彪西：《明月之光》

贝多芬：《浪漫曲》

莫扎特：《长笛竖琴协奏曲》

菲比赫：《黄昏》

格里格：《晨景》

后 20 世纪对音乐治疗的需求

一般认为，后 20 世纪的时代是老龄时代，是知识经济时代、信息时代，是人们重视提高生命质量的时代，也是一个全球化的时代。为担负起时代的使命，音乐治疗应当调整重点或开拓新的发展领域，并提高质量。

表 7-2　后 20 世纪时代特征下的音乐治疗回应

时代特征	音乐治疗回应
老龄时代	发展老年病音乐治疗及延年益寿音乐
知识经济时代	发展促智音乐
信息时代	以信息通讯技术（ICT）为基础推广和提高音乐治疗
重视生存质量的时代	发展 QOL 音乐（改善生存质量的音乐），发展促进残疾人（含残疾儿童）康复的音乐
全球化社会	充分运用各民族音乐优秀元素扩展音乐治疗选择空间
重视循证治疗的时代	加强有关音乐治疗的效果和作用原理科学研究

第八章
养生保健

　　我在几十年的有关养生保健的研究中，首先是立足于对祖国古代养生思想和方法宝库的探索，试图穷源溯本，古为今用，推陈出新，这是作为中国学者很自然会走上的研究路子。但是，随着我本人年岁的增长、阅历的增加以及研究的深入，我逐渐领会到作为一个现代人、一个地球村的村民，更应该以现代信息为指引，吸取全球的经验，着眼于现代自然和社会环境、生活方式对健康的影响来研究养生保健问题。也就是说，要吸收古今的智慧、中外的新知，才能不断创新有关养生保健的思维，提出或推广与时俱进、行之有效的保健养生方法。

养生十悟

（1）绿色养生是当今科学而时尚的养生总则。

（2）经常而适当的运动不仅能健身，而且能健脑。

（3）东方养生智慧的大门是靠太极、气功、导引（包括保健按摩）的柔力来开启的，中国人要善用这"东方三宝"延年益寿。

（4）气功的精髓在于以"三调"，即调身、调息、调心，来增强"三力"——免疫力、修复力、适应力。

（5）实行科学的饮食自我管理，可以做到"健从口入"，而不是"病从口入"。

（6）人们应当重视以心理健康促进身体健康。

（7）让音乐给你健康，因为美妙的乐音能够通脉、健脑、静心、提神。

（8）"理得则心安，心安则体健"，哲学思维和意识可以使人豁达明理而身心安康。

（9）文化也是一种保健力，要吸收"文化的养料"，参加"文化活动的锻炼"而促进健康。

（10）康复是养生的延续和补充，伤病者要勇敢地走上康复之旅。

21 世纪老年保健的新观点

　　当今，中国和世界都已进入老年社会、老年时代。21世纪的老年保健和养生正凸显出其时代的特点和崭新的观念。这些特点和观念可归纳如下：

　　1. 追求"健康老龄"

　　世界卫生组织从国家政策层面和老人个人卫生层面提出了"健康老龄"（healthy aging）的目标。所谓"健康老龄"，用中国的习语来说，就是"寿而康"或"老当益壮"，既长寿又健康。"健康老龄"的含义就是让老年人群在晚年时仍然能过着一种健康的、活跃的、安全的、积极的、有意义的和具有适当生命质量的生活，它的前提条件当然是与年龄相适应的身心健康，而不是未老先衰、病残缠身、心智功能严重衰退，甚至失去生活自理和人际沟通的能力。追求"健康老龄"是一种积极主动的养生保健观点和策略，要求人们采用各种抗衰老（或延缓衰老）、保健康的手段做到"寿而康"。

　　2. 开发老龄资源

　　近年来，国际上的社会学家和老年学家重新审视老年人作为一个特殊人群在社会生活、社会建设和发展中所能起的作用，形成了一种新的观点，认为老年人的心智和能力仍有开发的潜力和空间，开发和利用老年人这些智力、能力、经验、智慧的资源会给社会带来重要的、积极的贡献。而要做到这一点，首要条件便是让老年人保持身心健康，进而发挥他们的潜能和潜力。不仅是"老有所学"，而且是"老而能学"、"老而能进";不仅是"老有所为",而且是"老有所用"、"老有作为"、"老有贡献"。由此,也就提高了人们对老年养生保健积极意义的认识,同时还增强了国家和社会对开发老龄资源的责任感,支持老年人发挥余热,也增强了老年人搞好身体、继续学习、与时俱进的信心。

3. 社群辅助养生

中老年人的养生保健传统上都是依靠个人修炼,依靠个人讲究起居饮食、调节心理情绪平衡。而现代的研究却发现个人的健康往往受到家庭、社会和环境的影响,个人养生保健的各种措施必须得到家庭的支持和配合才能收到应有的效果。还有研究发现,参加社会的、群体的活动也是一种"抗衰老"、"保健康"的办法。因此,中老年人的养生保健应以个人修炼为基础,以群体的支持、配合为辅助,充分争取心理—社会方面的支持(psycho-social support),达到养生保健的理想目标。

绿色养生法

一、绿色的养生规律

"绿色"启示着人们要贴近自然、回归自然、尊重自然、爱护自然,人们要依照"自然养生"的规律寻求保健之道;"绿色"启示着人们要使身心保持在平衡的、和谐的状态。因此人们要依照中和养生的规律保持身心健康。

1. 自然养生

大自然是健康的源泉。空气、阳光固然是生命的资源，而山川树林、鸟语花香以及其他自然景观也是怡养心灵和性情所必需。然而，现代城市人每天生活、工作在闹市居室，远离大自然；紧张的生活工作节奏和纷繁的人事应酬造成"百忧感其心，万事劳其形"，对健康十分不利，更需要经常回归自然，颐养身心。

回归自然的方式有三种：一是长期回归，与绿色自然共处，选择一个绿色环境的"适宜人居"定居下来；二是短期回归，这种方式将在下节详述；三是布置绿色小自然环境，如在天台、阳台、厅堂、走廊等位置布置花草、盆景，甚至人工小庭园，即使住在高楼大厦也可享受自然风韵，让绿色进入生活，人与自然、人与环境相和谐。

2. 中和养生

如上所述，"绿色"代表着安宁、和平、和谐，中国传统的养生提倡"中和养生"是符合绿色养生的原则的。所谓"中和"，指的是适中与平和，饮食上要做到有节制才能达到适中，暴饮暴食、过饥过饱、偏食偏嗜都不是中和之道；心理情绪上要保持平和心态，不要大悲大喜、大忧大愁、大怨大怒；日常起居要劳逸结合。

二、绿色的生活方式

绿色的生活方式又称为"零污染生活方式"，主要包括以下几点要求：

（1）呼吸无污染的清新空气（尽可能地避免废气、

烟雾环境）。

（2）饮用无污染的天然饮水。

（3）选择无污染的安静环境（无噪声污染）。

（4）食用无污染的天然食物或健康食品（无土壤、种植、饲养、加工等因素造成的污染）。

（5）保持无污染的安详心境（无精神刺激或不良情绪的污染）。

（6）坚持无污染的生活习惯（不受不良嗜好和习惯所污染）。

由上可见，绿色的生活方式既是个人或家庭的理想和追求，也是一个地区的政府和社会利民、健民政策的体现。避免空气、饮水、食物的污染以及减少噪音，都涉及城市建设、公共卫生和生产管理的"健康工程"；因此，绿色生活方式，不仅是个人健康的生活方式，也应是一个健康城市、文明城市、健康乡村和文明乡村的生活方式，需要个人和社会一起努力，才能真正享有绿色无污染的生活方式。在个人方面，保持安详的心境，坚持健康的生活习惯，选用健康的食品，也需要有坚强的意志和毅力。

三、绿色养生的策略

一般来说，人们很难长期地、全面地、充分地享受到绿色养生的恩赐。即使是富有人家，虽然可以选择山清水秀、空气清新、环境优雅的地方作为居所，但也常为精神压力、紧张情绪及不良生活习惯（尤其烟酒嗜好、饮食不节、食无定时、缺乏运动）所困扰，得不到应有的健康。而普通上班一族，日居闹市，所谓新鲜空气、安静环境、自然景色则是远不可攀，难受其益。因此，在追求绿色养生的过程中，需要有一些微调或微控的策略，采取购买"绿色养生服务"、"暂避非绿色养生环境"等方法，争取享受短期的或部分的绿色养生的好处，从而也有利于防病和增进健康。以下介绍国内外一些团体和人士所采用的相关的策略和方法。

1. 旅游度假，暂归自然

这是比较容易做到的"短期回归自然，享受绿色养生"的好方法。个人、家庭或团体都可通过此法取得"浮生几日闲"，可使身心放松，免除精神压力，抛却种种烦恼；而经过选择的度假村、旅游地，或园林、温泉、海滨以及其他旅游胜地，远离城市的尘嚣和污染，使人回归清新宁静和绿色的自然。胜景可以洗涤凡尘的污染，胜景可以疗治和抚平心灵的创伤、减轻精神的压力，并为衰弱和疲劳的大脑细胞重新添能充电（补充绿色的保健能量）。

2. 利用绿源，增进健康

大自然蕴藏着丰富的保健资源，如新鲜空气、洁净饮水、安静环境、优美风景、天籁美音、天然食品等，我们可以把这些有保健作用的绿色资源简称为"绿源"。人们为保健的目的而开发利用或整合这些资源，营造一个充满绿色资源的环境，提供给需要学习"绿色养生"、养成"绿色生活方式"、防治亚健康的人加以享用，借以增强体质，增进健康，这就是现代国内外形形色色的"健康中心"、"养生园"、"绿色中心"等的来由。

举例说，美国加州有一间健康中心（wellness center），自创一个新型的保健项目命名为"NEW START"（新的开始）吸引顾客，标榜在这所健康中心，他们能以八种保健的自然资源（加上保健的社会资源）帮助顾客在绿色环境里养生保健。这八种绿色保健资源名称的第一个英文字母，串起来就组成上述"NEW START"：

N：nutrition，营养

E：exercise，运动

W：water，清洁饮水

S：sunshine，阳光

T：temperance，节酒戒烟

A：air，（新鲜）空气

R：rest ，休息

T：trust，安心（心灵安稳）

类似的这些保健计划特别适用于生活方式不合理、长期脱离大自然、处身在各种污染环境中，饮食不节、劳逸失常、精疲力竭、身心能量几乎耗尽的工商界、政经界以及专业人士等，让他们定期到这些绿色中心住上 2～4 周，重新开始培养健康的生活方式，改变陋习，回归自然，利用绿色保健资源，纠正健康偏差。这种绿色养生保健产业，当今在我国和外国正方兴未艾。

老年人怎样进行心理行为转型

青年人生活节奏快、行动迅速、反应敏捷，经常处于紧张的学习和工作中；到了中年，生命的车轮略有放缓，但许多年富力强的中年人仍可以快马加鞭、雷厉风行；然而进入老年后，老人十分需要平和的、悠闲的、稳定的心态来保持身体的健康和延年益寿，这就需要经历一个主动的"心理行为转型"。

根据我个人的实践体会和行医经验，我提倡用一个"四代"的方法来促进老年人的心理行为转型，即以缓代急（悠着点）、以弛代张（宽松点）、以静代躁（冷静点）、以稳代激（稳着点）。

1. 以缓代急

以比较缓慢的节奏代替急速的反应，不必赶急赶忙。前辈老人告诫，乘公交车时"见车勿追"，过马路时不要急匆匆，"切勿与车争路"，都体现了以缓代急。缓慢是一种"悠着点"的心理行为方式，缓慢有助于老人培育和维持悠和的、平定的心态。

2. 以弛代张

以一种比较松弛的方式安排日常的生活和处理事务，不必像年轻时把生活和工作之弦绷得紧紧的。古人说：文武之道，一张一弛。说的是张、弛各有用场，要互相结合，但老人养生，心态应是弛多张少，甚至许多时候要以松弛代替紧张，这样可以使人宽松点，有助于培育悠闲的心态。

3. 以静代躁

平静的心态、冷静的处事风格可使老人避免产生急躁的情绪和烦躁的反应。"躁"可以扰乱体内生理和心理的平衡，容易使心脑血管功能紊乱；"躁"也会使大脑的思考判断功能陷于混乱，不知所措，特别在意外的、紧急的事件面前更要以静代躁，保持冷静。以静代躁的人比较容易养成平和的心态。

4. 以稳代激

以渐进的、稳定的行为和反应代替过激的、过敏的、突发的行为和反应，是老人的一条重要养生之道。应对突然声响或危机的惊吓刺激，要尽量保持稳定的反应。国外学者在分析了150名中风患者的发病原因后发现，22%的人在中风之前有过突然性的动作和反应，包括受到突然且急促的门铃声、电话声等惊吓后而引发的突然性动作以及其他激动的反应。由此可见，在老年人的心理反应和行为方式上，以稳代激是何等重要。

哲学养生的四种意识

哲学可以帮助人们找到指导人生的观念和道理，如在迷航时找到了澄清迷雾、引领航向的哲理明灯。哲学不是抽象的，不是高不可攀的；哲学就在生活里，就在我们身边。培养和增强超越的意识、变化的意识、取向的意识和整体的意识，并以之引导我们的思考，指导我们的行为，就能促进人们的身心健康。

1. 超越的意识

超越的意识是一种靠升华而解脱的意识，唯有超越，对己对人、对事对物才能看得透彻，才能做到豁达或旷达。

超越名和利的诱惑和追求，人的心才能从名缰利锁中解脱出来，重新享受心灵的自由自在；超越恩和怨的纠缠与瓜葛，人的心才能解开由恩恩怨怨琐碎往事形成的心结，重新享受人际间的和谐和友爱；超越生和死的威胁与恐惧，人的心才能从贪生怕死的畏惧中解放出来，复归于无所牵挂的宁静心境；超越个人得失、成败、进退，人的心才能把耿耿于怀的大石搬开，重新享受心灵的轻清空灵。

2. 变化的意识

世界万物都在变化，不会固定僵滞停步不前，转化和转变随时随地都在发生，或以潜在的、量变和渐变的形式，或以明显的、突发的质变和飞跃的形式进行着。

人们应当怀着变化的意识去看待一切，期待着坏事会转变为好事，期待着明天会更好，期待着不幸的遭遇很快就会过去，期待着疾病会逐渐转化为健康，期待着自己盼望的幸福正逐步走来。因此，变化的意识会给人们带来安慰和希望，同时也鼓舞着人们用自己的努力促成预期变化的发生，从而使人们摆脱消极心态的折磨，心理得到平衡。

3. 取向的意识

取向反映一个人的人生观和价值观，人生的取向就是价值取向，就是把实现自己所珍视的价值作为努力的方向。能够凭直觉确定自己价值取向的人是极少的，一般都要经过学习，接受启发、辅导，总结经验教训，采纳建议和劝告，才能比较恰当地确定一个人的一生，或一生中的某一阶段，或在某一重大事件中自己的价值取向。

中国养生智慧中的"知足常乐"，实际上是由于恰当的价值取向能够实现而得到快乐。经过努力之后，心想事成，而且不祈求过高，不追求脱离实际的奢望，自觉已经感到满足，就是知足。这是平和心态的又一思想基础。

一个人明确价值取向就会恰当地自我定位，扮演自己应有的角色，从而取得较和谐的人际关系，减少人与人之间的矛盾和摩擦，避免紧张、烦恼的情绪，使得心理比较平衡。取向的意识也是促进事物转变发生的一个动力，因为实现价值取向需要有行动、有措施。

4. 整体的意识

任何事物都是以一个整体的形式存在的。从哲学的思维来辨析，每一事物都是由互相对立的两个方面组成的，得与失、利与弊、好与环、易与难、乐与苦、福与祸等等。人们观察事物时，不能只看到它消极的、阴暗的一面，还应该看到它潜在的或不显眼的积极的、光明的一面；要认识到在一定条件下，坏事可以变成好事，带来有利的因素；要认识到难事可以变为易事，增强人们的信心。老子说的"祸兮福所倚，福兮祸所伏"，就是安慰人们不幸时要努力摆脱不幸的阴影，利用潜在的有利因素变祸为福；警戒人们成功时不可得意忘形，慎防有变。

所以，整体的意识使人们保持清醒的头脑和乐观的心态，胜不骄，败不馁；困境时怀抱希望，不轻言放弃；挫折时不丧气埋怨，努力东山再起。总之，它有助于人们保持平衡的、积极的心态，促进身心健康。

太极拳养生保健法

进入 21 世纪，太极拳养生保健法在国内外面临三大机遇：第一，新世纪的社会是老年社会，为达到健康老龄的目标，适合于老年人保健治疗康复的太极拳将更受重视，得到推广；第二，越来越多的研究和实践的证据为了解太极拳的养生保健作用打下更坚实的科学和社会基础，吸引更多的人练习；第三，随着全球化社会的潮流兴起以及中国的崛起，太极拳作为中国优秀的文化和保健养生手段，其影响将更为扩大。

1. 太极拳的保健养生效果

根据美国、英国及我国（内地、香港、台湾地区）学者的研究，目前所知太极拳的保健养生效果，按不同程度的实证支持，可分析如表 8–1 所示。

表 8–1　长期练习太极拳对保健治疗和康复的效果

实证程度	保健康复效果
证据较确实	◎改善平衡能力（改善运动感觉和身体姿势的控制） ◎改善关节肌肉活动的灵活性
有较大的可能性	◎减少老年人跌倒的发生率 ◎增强下肢肌力 ◎降低高血压 ◎缓解紧张性头痛 ◎对抗脊柱退行性改变

（续表）

实证程度	保健康复效果
有一定的可能性	◎减少骨质疏松程度（对绝经后妇女） ◎减轻抑郁、焦虑 ◎改善认知功能 ◎改善风湿性关节炎
证据不足	◎提高免疫力 ◎预防痴呆 ◎改善慢性心力衰竭

2. 太极拳研究工作中存在的问题

目前国际上研究太极拳的学者认为，在过去的太极拳保健作用的研究工作中，较多地存在着以下问题：

（1）研究的设计思路不清晰，方案不规范，描述不清楚。

（2）缺乏随机对照的试验（RCT）。

（3）观察例子（样本）数目太少。

（4）观察对象缺乏一定的收录条件。

（5）测量指标不标准。

（6）治疗结果的测量没有采用"盲法"。

（7）对所练习的太极拳拳式、方法、时间无详细记述。

（8）缺少追踪观察。

（9）作用机制的研究很少展开。

因此，今后应改进研究的设计，加强严谨性和科学性，以便得出可以令人信服的证据以证明太极拳的保健养生作用。

3. 组织和教导练习太极拳的注意事项

组织和教导练习太极拳时，为了充分发挥太极拳的保健治疗作用，需要注意以下四个问题：

（1）练习计划开始前，亦即疗程开始前，经过评估为每个练习者制订治疗目标，即通过练习太极拳想要改变的"靶症状"、"靶情绪"、"靶行为"。

（2）根据治疗目标和每个练习者的具体情况，选择适宜的太极拳式和练习方法，提出练习时注意事项。

（3）要求练习者打太极拳时，尽量按照太极拳特点和提出的要求（动作要领）进行练习。

（4）不但要教拳式，而且要教理念，把心理疏导与太极拳锻炼结合进行。

4. 太极拳的动作要领

（1）用意不用力。

（2）动中有静，寓静于动。

（3）分清虚实。

（4）动作连绵不断。

（5）体态舒松（含胸拔背，沉肩坠肘，松腰）。

（6）顶头悬（头部及躯干保持正直）。

5. 太极哲学理念

（1）把对立的事物统一起来，建立和谐的相互关系：阴与阳、身与心、动与静、劳与逸。

（2）以整体的、综合的观点看待健康和生活的各要素。精、气、神要统合，天（自然界）人合一。

（3）要充分重视柔、静、和。柔能胜刚，静可制动，和气致祥。引导患者养成和平、宁静的心态，从而改善身体健康。

（4）重视凝神专注，意念导引，身心松弛。

6. 根据不同病情，选择不同练法

健康情况一般的中老年人，练习简化或老式太极拳（建议练杨式）都可以，因太极拳的运动强度属于轻度至中等度。我的实验研究表明，练习老式太极拳（杨式）时，每分钟耗氧量为 14.5 毫升/千克，平均能量代谢与量为 4.1 梅脱（METs），相当于以每小时步行 6 公里的速度进行运动的强度。

体弱且慢性病的中老年人，则要根据病情选择适当的练法。膝骨关节炎患者，采高架式（膝关节只轻屈）练太极拳，忌蹲屈；有晕眩症状的患者，练拳时，转身、起身宜慢，肢体运动角度、幅度宜小；体弱无力者，练简化八式或十式太极拳便可，打拳用高架式；站立有困难者，可在坐位下练习太极拳的躯干和上肢活动。

7. 太极拳中的治疗元素及关联效果

太极拳具有防治某些疾病的作用并不是偶然的，而是与它的拳式、动作和练习方法有关。太极拳的动作和方法具有以下七大保健治疗元素：

（1）缓慢：动作缓慢进行，不急不促。

（2）柔和：动作性质柔和。

（3）凝神：练习时，注意力集中在动作上。

（4）舒展：动作舒展大方。

（5）流畅：运动连绵不断、流畅进行。

（6）轮重：一侧膝关节弯曲承重，重心轮流落在左右腿上。

（7）联转：躯干旋转时，带动头和上肢一起转动。

以上七种元素在防治疾病中所发挥的作用可归纳如表8－2所示。

表8－2　太极拳治疗元素与治疗效果的关联

	缓慢	柔和	凝神	舒展	流畅	轮重	联转
身心松弛（减压）	+	+	+	+	+		+
平衡功能改善				+		+	+
柔韧性提高				+	+		+
情绪、精神状态改善	+	+	+	+	+		
腿力增加						+	
缓解疼痛（特别是防治腰痛）		+		+	+		+
预防或减轻心脑血管病危险因素	+	+	+	+	+		

此外，初学太极拳的老年人适合练习包含治疗元素的十式简化太极拳有：起势、野马分鬃、搂膝拗步、云手、单鞭、揽雀尾、玉女穿梭、进步搬栏棰、十字手、收势。

❀ 八段锦作用及新法十二段锦

1. 八段锦作用新解

八段锦是一套增强肌力的功夫，具体动作包括：

第一段，两手托天理三焦；第二段，左右开弓似射雕；第三段，调理脾胃单举手；第四段，五劳七伤望后瞧；第五段，摇头摆尾去心火；第六段，两手攀足固肾腰；第七段，攒拳怒目增气力；第八段，背后七颠百病消。

"马步"预备姿势，如第二、五、七等三段，都要求曲膝曲髋成"骑马势"，亦称"马步"、"站马桩"，在此姿势下进行上肢和躯干的练习，可使腿有力而步稳。

"两手托天"、"左右开弓"、"攒拳"前击，都是增强臂力的功夫。其要领是缓缓用力伸臂或"拉弓"，最后在直臂位的定式上坚持片刻，最能锻炼臂力。其中第七段"攒拳怒目增气力"是一套典型的增强四肢肌力的功夫，包括马步预备姿势、攒拳（用力握拳）、直臂缓缓用力前击，再加上"怒目"（虎视），增加全身肌肉和精神的紧张，以威助力，以"怒目"提神。

"颠"即"提踵"，即在直腿站立姿势下，用力提起足跟。如在第一、八段的动作，在头、躯干、膝伸直的姿势下，足跟离地提起，在提起最高处坚持片刻。这样的用力提踵，一方面可增强全身肌肉静态紧张发力，另一方面对增强提肛肌、骨盆底肌肉、膀胱括约肌的肌力也有很大的帮助。

转头"望后"（第四段）的动作，可以增强颈部肌肉，对预防颈椎病有一定的帮助。要注意转头动作宜缓慢进行，转头的幅度因人而异，年纪越大，幅度宜越小，不可转至尽头（最大幅度）。但不管幅度大小，在转至终点时，宜停留 3~5 秒，使颈肌在静态下收缩用力。

2. 中老年人练习八段锦应注意的问题

（1）练习时切勿过分紧张用力，不要憋气，尽量做自然呼吸。

（2）马步预备姿势宜用"高桩"或"中桩"，即双膝微屈或中度屈蹲，以免过分屈蹲用力，难以承受。

（3）有高血压、脑缺血、眩晕、严重关节炎的患者，不宜练习八段锦，尤其不宜练习"摇头摆尾去心火"、"两手攀足固肾腰"。

（4）有慢性前列腺炎、尿失禁的患者，可选练"提踵"练习，举臂（八段锦第一段）或不举臂（八段锦第八段），而且在提踵的同时作提肛练习（如忍大小便状），对减轻尿失禁和慢性前列腺炎症状有帮助。

（5）因慢性病而有抑郁症状的患者，可练不用力式的八段锦，据香港理工大学康复治疗学系研究，八段锦可改善抑郁症状。

（6）一般身体健康的中老年人可以既练太极拳，也练八段锦（视个人兴趣而定）。患慢性病的中老年人，建议只练太极拳，或根据需要选练个别八段锦动作。

3. 新法十二段锦的内容

多年来，我一直探索和追求一种身、心、智、文兼养的养生保健法，即一方面以追求身心健康、智能健全、文化多趣为目标，走向名副其实的全面健康；另一方面以锻炼身体、调整心理状态、增益智力和认知能力，以及参加文化生活等作为保健手段，促进健康，益寿延年。

在探索过程中，我试行一种包括既养身又养心、既益智又修文的综合性保健方法，并把它编成 12 节练习或活动，名之为"新十二段锦"。由于这是借用古人十二段吐纳导引健身法的名称，故称之为"新十二段锦"，或"新法十二段锦"，以示与古人所行的十二段锦不同。新法十二段锦包括 12 节练习或活动，具体内容如下：

（1）打一套太极拳和保健步行至少 1000 米。

（2）做一套自我保健按摩。

（3）练一次清静功。

（4）玩一次小球戏（抛球、接球、拍球）。

（5）饮牛奶一杯。

（6）吃鸡蛋一个或半个。

（7）吃水果两个。

（8）吃多种维生素多种矿物质丸 1 粒。

（9）听音乐或唱歌。

（10）读赏诗词。

（11）朗诵英语一篇。

（12）欣赏美术或书法作品。

这套新法十二段锦的功课，我已践行了多年，受益匪浅。

气功的含义

气功是一种养气和练气的功夫。所谓"气"，根据中医学理论，主要是指人们呼吸的空气和体内的元气。这个"元气"，用现代医学术语来说，相当于人体对疾病的抵抗力、对外界环境的适应力和对体内病损的修复力（简称为"三力"）。旺盛的元气是保持健康、预防疾病的根本要素。因此，中医学十分重视保养和锻炼元气。

气功就是一种保养和锻炼元气、增强体质的功夫。气功的任何一种锻炼方法都包括有调整体态（调身）、调整呼吸（调息）、调整神经精神状态（调心）三个组成部分。"三调"之间互有联系，互相促进，通过"三调"的协同作用，达到加强"三力"的目的。

怎样理解练功过程中的一些反应

1. 为什么练功时手足有温暖感？

国内外研究资料表明，在练功过程中，体内循环的血液实行重新分配，末梢血管扩张，血流量增加，局部皮肤温度升高，比练功前增加 $2.1℃ \sim 3.1℃$ ，尤其手指尖和手背的皮温增加更明显，在练卧式松静功时，足部皮温也有较显著的升高。所以，练功者会觉得手足有温暖感。

2. 为什么练功入静后，某些部位的皮肤肌肉有发麻、发痒、虫行蚁走等感觉？

这是由于入静后，大脑皮层分析皮肤感觉的区域进入深度抑制状态，出现有关皮肤刺激的各种幻觉。对此，不应多加注意，只要继续意守小腹部，或轻松地随息，呼吸不过深，便可解决。

3. 练坐功的过程中，为什么有些人的身体会有轻微的摆动？

第一种情况，坐功入静后，有的人由于身体姿势改变，重心不稳，失去平衡，身体通过轻微摆动而作自我调整；第二种情况，坐功入静后，呼吸、心跳有节律的活动较易为练功者所感受，这种节律性的活动通过胸壁或腹壁有节奏地起伏、波动而表现出来，由于惯性的关系，整个上体有时也会随之有节奏地前后或左右微微摆动。遇到这种情况，不必故意追求这种摆动，以免由微摆变为小摆，由小摆变为大摆。应当继续意守小腹部，或让意念跟随呼吸，就可停止摆动。

4. 练功中为什么有时会出现耳鸣、晕眩、出汗等现象？

这些现象大多发生于呼气过长或练习闭气停顿呼吸的患者身上，由于停顿时间过长，或呼气过深，引起血氧过低而出现这些现象。纠正的办法是：呼气不要过深，不要作停顿呼吸或停顿时间不要太长。

5. 为什么坐功入静后，有的人会看到眼前有各种颜色或各种形状的景物出现？

这种现象也是大脑皮层进入深度抑制后出现的幻觉，不必着意和追求。

6. 练气功是否真能练成一团"热气"在体内沿一定路线行走？

练功者主观上感到的一团"热气"或一股"热流"可能是一种幻觉，也可能是局部皮肤肌肉张力改变、皮温升高、局部血流改变等引起的感觉。至于这种感觉是否与针灸时经络穴位的"得气"类似，还有待进一步研究。

7. 为什么有些练坐功的人入静后会"大动"起来，出现所谓"走火"现象？

应该承认，练功引起的意识状态的改变及其反应，各人程度不同，有的容易入静，有的比较困难，有的入静后意识状态比较平稳，有的入静后易有幻觉、错觉，甚至会作出一些不自主的运动。这种差别与各人大脑皮层高级神经活动类型的不同有关。同时，不同的练功方法也有不同的反应。有时练功者在练功时追求所谓"气通三关"，自己想象出种种幻觉，但又未能达到设定目标，于是在意识上形成一种矛盾，意识上的这种矛盾状态反过来会影响呼吸、循环等生理功能，尤其在练功前已得到有关"大动"的暗示，更容易引起一些不自主的动作。用心理学的名词来说，上述现象属于"催眠现象"或"自我催眠"的范畴，已经不属于科学的气功了。医学和心理学都观察到，在所谓"催眠状态"下，人们常可做出种种不自主的、离奇的动作。

总之，练功时，应该放松、自然、舒畅，不要刻意追求身体内部的反应。值得指出的是，性情过于孤僻、情绪十分忧郁、平日已极其好静的患者不宜再练静功，他们应该多参加八段锦、太极拳、广播操、球类活动、跑步等运动，以便更好地改变精神面貌，达到治疗目的。

气功并不神秘。科学而简朴的气功正在日渐扩大其为人类服务的范围。除了用在健身和治疗外，目前在体育界已开始用于控制比赛前的精神紧张状态。国外还有人提出，在宇宙航行中，可以应用气功促使宇航员维持低代谢的生理状态，调整神经精神活动。

试论中华医学气功的传统和特点

气功按其用途可分为保健气功、医疗气功和武术气功。医疗气功又称医学气功、气功疗法。为提倡医学气功，本节拟论述医学气功的传统和特点。

1. 医学气功有明显的继承性

今日的中医气功不是人们的随意创造，而是数千年来中医学与气功导引相结合形成的产物，经过推陈出新、删繁就简、去粗取精，发展为现代流传较广、相对定型的医学气功功法和理论。

从秦汉时代起，医学气功一直掌握在医家的手中。《素问》首次提出气功疗法："肾有久病者，可以寅时面向南，净神不乱思，闭气不息七遍，以引颈咽气顺之……如此七遍后，饵舌下津无数。"此后，张仲景以导引吐纳防治九窍闭塞。陶弘景以闭气法治疲倦不安，以六气法治心肺脾肝诸病。巢元方的《诸病源候论》扩展了气功疗法的适应证。隋唐两代的医事制度设按摩博士、按摩师、按摩工、按摩生，"掌教导引之法以除疾"（古法导引包括气功、肢体运动及自我按摩）。宋、明、清医家进一步把气功与养生相结合，开拓了老年病气功治疗学，提倡在"勿药自疗"、"延年却病"中使用气功导引法。现代医学气功从 20 世纪 50 年代起首先在疗养院推行，目前已成为康复疗法的一个组成部分。

2. 医学气功的方法崇尚简朴

医学气功较少掺杂道家气功的许多玄奥理论和复杂而隐晦的方法。医学气功重视采用自我锻炼的静功，通过调身、调息、调心三结合以防治疾病。常用调息法有呼吸吐纳法、六气法（即六字诀）、闭气法，调心养神的方法常用的有"净神不乱思"、"心静神敛"、"瞑心"、"存神丹田"（意守丹田）。在各种功法中，六字诀、静坐法在古代受到更多的重视。

一些复杂难学、容易引起偏差的功法，在医学气功中不大提倡，清代李梴在《医学入门》中曾历数练功不当易生的弊端："内功运任督者久则生痛；运脾土者久则腹胀；运丹田者久则尿血；运顶脉者久则脑泄"。张璐在《张氏医通》中更指出练功走火入魔是由于方法不当所引起："呆修行人，见性不真，往往入于魔境"，"良由役心太甚，神心舍空，痰火乘凌所致"。

现代许多疗养院、医院、康复中心使用的医学气功，主要是放松功、强壮功、内养功等静功功法，简单易学而又效果确定，可以说是继承了中华医学气功崇尚简朴的传统。

3. 医学气功注意掌握适应证，辨证行功

中华医学气功传统上主要用于治疗慢性病。从《素问》所述的"肾有久病"，到《养性延命录》用六气法治脏腑疾患，《红炉点雪》用气功治虚损痨瘵，《杂病源流犀烛》用气功治虚劳、头晕脑痛、瘫痪、偏风等40多种

疾患，都以慢性病痛为主。

继承此传统，现代医学气功注意掌握治疗适应证，1959 年第 1 届全国气功治疗经验交流会上总结出气功疗法适应证共 29 种，其中胃及十二指肠溃疡、神经衰弱、原发性高血压病、慢性肝炎、胃下垂为主要适应证，效果良好；其他如肺结核、慢性胃炎、支气管哮喘、糖尿病等，也有较好疗效。近年来，气功拓展至治疗冠心病、肺气肿、慢性疼痛等也有一定效果，甚至试用于癌症康复。

在气功禁忌证方面，古人对六字诀和八段锦的禁忌曾有所论述，李梴在《医学入门》中提出："至于六字诀，虽能发散外邪，而中虚有汗者忌；八段锦，虽能流动气血，而中虚有火者忌。"至于辨证行功，陶弘景因风、热、烦、气、滞、困不同证候而分别在吐气时行吹、呼、唏、呵、嘘、呬等不同功法。明代陈继儒在《养生肤语》中提出虚实寒热各有不同练功方法，虚则以内守功夫补之，用"存想收敛、固秘心志"法；实则以外发功夫散之，用"按摩导引、吸努掐摄"法；寒则温之，用"存气闭息、用意生火"法；热则凉之，用"吐故纳新、口出鼻入"法。

辨证行功在现代正逐渐发展为气功处方，根据患者病情（诊断、证候）拟定气功治疗的目标，选择功种、功法（包括姿势、呼吸、心意的具体要求），规定练功次数及每次时间，并告知患者注意事项，使气功治疗趋于个别化、科学化、规范化。

4. 医学气功实行以静为主，动静结合

医学气功以静功为主，以动功相配合，并要求动静结合。古代动功以狭义的导引术为代表，包括四肢躯干运动和自我按摩。《一切经音义》云："凡人自摩自捏，伸缩手足，除劳去烦，名为导引。"

在医学气功中，静功与动功相结合有几种方式：一是把静功的原则贯彻到动功的功法中，练动功时同样要求心静神敛、心意专一、气息调和，呼吸与形体动作相协调，即心神、动作、气息相互依存，静中有动、动中有静、融合为一；二是把动功中的某些姿势或动作引入静功，以加强静功行气或意念的效果，如古法的鹰行气法和龙行气法，以及现代的意气功、意念功；三是既练静功也练动功，一般是练完静功后接着做保健功（如十二段锦），或做保健按摩、八段锦、太极拳等练习。

5. 医学气功需要有综合的医疗指导

医学气功是临床治疗和康复综合手段的一个组成部分，应在医护人员和气功治疗师指导下进行。

古代名医往往把气功疗法与药物治疗结合起来。陶弘景提倡既"导引摄养"又"兼饵良药"。沈金鳌认为"导引练功之法，对却病延年，可助方药之不及"，但并不排除药物的作用。

此外，练医学气功的人应从医务人员处取得综合的医疗保健指导，如"一曰啬视，二曰爱气，三曰养形，四曰导引，五曰言语，六曰饮食，七曰房室，八曰反俗，九曰医药，十曰禁忌"（《养生集叙》），亦即现代提倡练医学气功者应有正常的生活方式，生活有规律、劳逸结合、饮食适当、节制或戒除烟酒、适量运动等，是保证医学气功取得应有疗效的重要环节。

气功源流略考

气功之体系大致分为吐纳、运气、静坐、站桩四类。此四类气功各有所本，在发展过程中互相渗透、互相影响，而今日流行的气功则是集历代气功的精华，融会贯通而成。

一、吐纳

吐纳为气功最早和最简单的形式，起源于春秋战国时代。《庄子·刻意》所载的"吹嘘呼吸，吐故纳新"，《吕氏春秋》说的"用其新，弃其陈，腠理遂通"，都是指呼吸吐纳。汉代以后，吐纳法逐渐由简而繁，出现许多流派。

1. 普通吐纳法

普通吐纳法是一种单纯呼吸外气的功夫，一般是鼻吸口呼，细慢长匀，耳不闻气息。如常用的有："鼻纳口吐，所谓吐故纳新也"（《养性延命录》）；"正偃卧，勿有所念，定意，乃以鼻徐纳气，以口出之……竟而复始……勿强长息，久习乃自长矣，气之往来，勿令耳闻"（《云笈七签》）。

2. 闭气法

闭气法即吸气后，暂不呼出而闭气于内，经过一段时间，然后把气缓缓吐出，或闭气后咽气，或呼吸绵绵，若有若无，类似闭气。此法最早见于《素问》："肾有久病者，可以寅时面向南，静神不乱思，闭气不息七遍后，饵舌下津无数"，这是最简朴的闭气法。从一开始，闭气就是与咽下气津密切结合起来的。后来人们用心数来控制闭气时间的长短，"初学行气，鼻中引气而闭之，阴以心数至一百二十，乃以口微吐之及引之，皆不欲令己耳闻其气出入之声，渐习转增其心数"（《抱朴子》）。

闭气法发展到晋代，衍生成一种所谓"胎息法"。道家在生理上和道德上都提倡模仿胎儿、婴儿。他们认为胎儿在母体中，不用口鼻呼吸，而是自然呼吸其先天的内气，或通过脐部呼吸母体的"元气"，因而能够健壮地成长。道家根据这点不准确的观察，就主张效法胎儿的呼吸——胎息。葛洪在《抱朴子》中说："得胎息者，能不以鼻口嘘吸，如在胞胎之中。"《云笈七签》说："人能依婴儿在母腹中自服内气，握固守一，是名胎息。"实际上，胎息法仍属闭气法。苏东坡在《东坡杂记》中说："胎息法亦须用闭……小通复闭，方其通时亦限一息，一息归元，已下丹田中也，满口而后咽。"至于闭气，也不是完全停止呼吸，苏东坡引至游子的解释说："闭气非闭噎其气，乃神定气和，绝思忘虑，使鼻息若有若无"。而《胎息铭》所介绍的"胎息"，实际上也是呼吸细微、若有若无的闭气法："三十六咽，一咽为先，吐惟细细，纳惟绵绵，坐卧亦尔，行亦坦然，戒于喧杂，忌以腥膻，假名胎息，实曰内丹，非只治病，决定延年"。

到了南北朝以后，闭气法又可用以引气攻病处。陶弘景在《养性延命录》中首先描述这种方法："偶有疲倦不安，便导引闭气，以攻所患。"后来，《云笈七签》对这种方法介绍得更详细："偶生疾患……则调气咽之，念所苦之处，闭气以意想注，以意攻之，气极则吐之，讫复咽气，相继依前攻之，觉所苦处汗出通润即止。"

从前人所述可知闭气的作用有四点：闭气者，即所以养气；闭气是为了咽气或服气；闭气是为了得胎息；闭气是为了以气攻患处。分析以上理论，所谓"养气"说得太笼统；至于咽气的治疗作用，至今还缺乏科学根据；葛洪胎息的理论则多属虚诞；而闭气以气攻病处，则属暗示疗法、催眠疗法范畴。

现代的内养功有采用闭气法，多结合咽津和意守丹田进行，用默数字句调节闭气时间的长短。闭气（停顿呼吸）的生理作用尚有待研究，初步看来，内养功的这种闭气，能有效地使腹内压产生周期性的明显变动，有助于促进腹腔血液循环，促进胃肠蠕动。至于闭气时间过长，有时会出现耳鸣、晕眩感、出汗等现象，古人误认为这种反应是得效的表现，实际上，这是闭气时间过长所引起血氧过低的症状。

3. 六气治病法

六气治病法又名六字诀、六气法、六字法，是古代常用的一种吐纳法。早在南北朝，已有人介绍此法。

《养性延命录》记载："纳气有一，吐气有六，纳气一者谓吸也，吐气六者谓吹、呼、唏、呵、嘘、呬，皆出气也。……时寒可吹，温可呼，委曲治病，吹以去热，呼以去风，唏以去烦，呵以下气，嘘以散滞，呬以解极。"该书还第一次说明以"吹"去心病者之冷热，以"嘘"去肺病者之胸膈胀满，以"唏"去脾病者之身痒痛闷，以"呵"去肝病者之眼痛愁忧。隋代佛家智恺所著的《修习止观坐禅法要》也有六气治病法。唐代孙思邈以六法为基础，又有大小之别（大嘘、细嘘，大呬、细呬等），共介绍了12种特殊的调气法。明代冷谦《修龄要旨》更把六字诀与四季及五脏配属：嘘属春治肝，呵属夏治心，呬属秋治肺，吹属冬治肾，呼属四季治脾，嘻治三焦。《遵生八笺》亦详载"六气治五脏法"，认为六字诀应用于呼时，可以泻五脏之实；用于吸时，可以补五脏之虚。例如治肝家邪热时，可用"嘘"字法呼气；但如嘘气过甚，有损肝脏时，则"当以嘘字作吸气之声以补之"。

呼气时如何念"六字"呢？一般是默念，所谓"念时不得有声"（《道经六字诀》），但亦有谓可"作微声"（《遵生八笺》），或用于补五脏时需发声。六气法练习的次数：如果六字都练，则每字练6遍，共36遍。如果单练一字，则大小各30遍（例如大呬30遍，细呬30遍）。

从现代医学观点看，六气治病法实际上是一种延长呼气的鼻吸口呼吐纳法。在呼气时念的六个字，或要求撮口细呼（如"呵"、"呼"），或呼出的气在齿缝间经过（如"嘻"、"呬"），都有助于延长呼气。而且，对有胸膈满闷、身体烦热、目赤肿痛等实证患者，加强呼气可以取得一种暂时放松、舒畅的感觉，但是说什么"呬治肺"、"呵治心"以及"呼"可泄出脏腑邪毒等，尚有待于进一步研究。

二、运气

运气，就是用意识使"内气"循一定路线运行。古人认为体内的真气必须常动。因此，就有导引内气流通的功夫。《赤凤髓》曰："气之在人也，周行于五脏六腑、百骸九窍之间，导而引之，小可却疾，大可延年。"这种内气，一般感觉为"一股温热的气流"，或"一团热气"。

运气法在庄子时已有："古之真人，……其息深深，真人之息以踵，众人之息以喉"（《庄子·大宗师》），意即善养生者的呼吸是深长的，气息可通达足底，而普通人的呼吸只是止于喉部。为什么要引气于足？董仲舒解释为"天气常下于地，故道者亦引气于足"（《春秋繁露》），显见"踵息法"只是来源于假设和附会。

在汉代，"气沉丹田"的运气法已开始出现。荀悦记述了这种气功方法："邻脐二寸谓之关，关者所以关藏呼吸之气，以禀授四气也，故长气者以关息……至于以关息而气衍矣，故道者常致气于关，是谓要术"（《申鉴》）。这里所谓的关，就是关元，又名气海，后来道家称为丹田。气沉丹田，就是蓄气于丹田的意思。早期的道家认为只有气沉丹田才能使气盈溢而散布到体内各处，因此十分重视蓄气于丹田。

南北朝时，出现了"以意领气"的运气法，着重以意识运气攻病处。"凡行气欲除百病，随所在作念之，头痛念头，足痛念足，和气往攻之，从气至时，便自消矣"（《养性延命录》）。这种用主观的想象（存想）来搬运气脉的方法，在唐朝有了进一步的发展。司马承祯总结出一条内气运行的路线：头—足—丹田—脊膂—泥丸。"存想自身，从首至足，又自足至丹田，上脊膂，入于泥丸，想其气如云，直贯泥丸……气从脊膂上彻泥丸，此修养之大纲也"（《天隐子》）。所谓脊膂，大致相当于夹脊穴；泥丸，相当于头顶百会穴。

到了宋朝，道家的内丹学派进一步发展了运气法。前人曾指出："内丹之说，不过心肾交会，精气搬运，存神闭息，吐故纳新"（《指归集序》）。内丹学派把气功蒙上浓厚的玄虚色彩，在各种隐秘的术语掩盖下，把气功的理论和方法弄得玄之又玄，如龙虎、铅汞、炉顶、火候、九转还丹等名词，这些概念及其有关的理论尚有待于进一步研究和整理，其中搬运气脉的路线和方法至今却仍有运用。

"撞三关"、"通三关"这一常用的运气方法，就是源出于内丹学派。所谓"三关"，就是尾闾、夹脊、玉枕。《丹经》说"三关"有"三尸"据守，因而阻塞不通，为害不浅，必须用气功方法打通三关，然后可以长寿（《太上清静经图》）。"撞三关"的具体方法是："运精气自尾闾夹脊入脑，……其初当偃头向后，紧闭大椎穴第三节，不令气过，先紧闭夹脊不令气过……后渐渐一起直入脑满，脑满之后，丹自玄膺而下，其味甘，其气香，至此则内丹成矣"（《修内丹法秘诀》）。"自尾闾起，一撞三关，至泥丸，合和神水，下降复还丹田"（《修真太极混元指玄图》）。

到了明朝，运气的路线更为复杂：下丹田—脊脉—泥丸—毛发—面部—头项—两臂—拇指—胸部—中丹田—下丹田—大腿—膝—小腿—踝—涌泉（《幻真先生服内气诀法》）。这条路线是日后大周天运气的基础。前人曾用任脉和督脉交通的理论为这类运气的路线作了解释。任脉主阴，督脉主阳，人生后任督二脉不通，于是阴阳不交，前后间断，丹田之气不能透向尾闾，关窍不通，气机阻滞，须要用运气方法使任督二脉复通。

这种运气法到了清代发展为周天功，又分小周天和大周天，以小周天法较为常用，其路线为：气海—尾闾—夹脊—双关—玉枕—昆仑—鹊桥—重楼—离宫—气海（《勿药元诠》）。

综上所述，运气的理论，通三关、交督任的理论，到目前为止，生理学和医学还没有找到有关的科学论据。但是，确有一些练运气功的人自己感觉到体内有一股热流或一团热气循着一定路线运行，这种现象值得今后进一步研究。

三、静坐

所有气功都要求入静，但有一派气功却强调以静坐为主，把呼吸和"气"的锻炼放在次要的地位，如佛家的"坐禅"、道家的"静坐"。佛家气功约在南北朝和隋代传入我国，经典著作是隋代智恺的《修习止观坐禅法要》。此书详细介绍佛家气功静坐法的三个主要组成部分：调身（姿势）、调息（呼吸）、调心（入静）。姿势用半跏坐（单盘膝）或全跏坐（双盘膝），呼吸用自然呼吸，出入绵绵，不用闭气。

入静是静坐法最基本的功夫，诱导入静常用以下方法：

1. 存想

所谓存想，有两种解释：一是要求练功者"存欲静坐之想，而摒弃其他杂念"，二是"存谓存我之神，想谓想我之身"。总之，在静坐时，通过存想，做到"存神内视"，"闭目即见自己之目，收心即见自己之心，心与目皆不离我身，不伤我神"。这种"敛神"、"凝神"、"默想"（集中注意力于练习静坐）的功夫是静坐的基本功。

2. 修止观

修止观是一套排除杂念的方法，又分以下三种：

（1）系缘守境止：也就是现代常说的"意守"，把思想或注意力集中在（守住）身体某一个部位。最常用的意守法是"系念鼻端"（意守鼻尖）、"系心脐中"（意守肚脐）、"止心足下"（意守足底涌泉穴），思想有所寄托，令心不散，容易诱导入静。

（2）制心止：如有杂念随心而起，即行制止，不令心神弥散。

（3）体真止：这是一种内省法的功夫。当有杂念浮起时，应想到念由心生，杂念无益，不宜多念，不如收心求静，去绝思念。

3. 六妙法门

六妙法门是静坐的一套"调心"基本功夫。从处理心和息的关系着手，由数息至静息，逐步达到心无所念，完全入静。根据天台宗的介绍，其法包括以下六部功夫：

（1）数：即数息，默数呼吸（一呼一吸为一息）。从一数至十，反复进行，数时须自然，不可勉强注意，可以初步排除杂念。

（2）随：即随息，心息相依，用思想轻松地跟随呼吸出入，精神得以进一步集中。

（3）止：即止息，对于呼吸，既不数，又不随，似觉呼吸止于脐下，实际上心已初步做到无所思念。

（4）观：即观息，于定心中反观细细出入的呼吸，观时似乎觉得呼吸出入遍及诸毛孔，思想进一步澄定清澈。

（5）还：即还息，此时觉得完全没有必要用心观息，应该不加功力，让呼吸随其自然，返本还原。

（6）净：即净息，此时心无所托，泯然清静，完全入静。

以上六步功夫，逐步深入，逐步提高，最后达到至静。气功进入至静境界时，一切感官活动和思维活动暂时停止。人们在恍惚之间，好像感到自身并不存在，有一种虚无缥缈的感觉，这种状态，用传统练功的术语来说，就是"坐忘"，用现代心理学的术语来说，就是自己身体的客观化。

"坐忘"一词，原来并不出于佛家，早在《庄子》中已记有"堕枝体，黜聪明，离形去知，同于大通，此谓坐忘"，后来司马承祯也说过："彼我两忘，了无所照"。可见"坐忘"就是静坐而忘却自身和外界事物。佛家的气功静坐法也提倡"坐忘"，《太乙金华要旨》中有一首古老的禅诗生动地描写了静坐进入坐忘后出现的幻象，这些幻象是大脑皮质进入内抑制状态后所浮现的。下面是这首诗的前段："坐久忘所知，忽觉月在地，冷冷天风来，蓦然到肝肺，俯视一泓水，澄湛无物蔽，中有纤鳞游，默默自相契……"。

静坐（禅坐），对我国气功的发展有相当大的影响，隋唐以后，许多养生家练习气功就是以静坐为基础，兼用吐纳或运气方法进行修炼（如苏东坡、袁了凡等人）。清代王龙溪的调息法，近代蒋维乔介绍的"因是子静坐法"，讲的基本上都是禅坐的方法。现代气功在诱导入静上，也参考了静坐的一些方法。

从现代医学的观点看，静坐练功对一些虚劳性疾病和慢性病是有一定治疗作用的。借助于入静（大脑皮质处于内抑制状态）的保护，有助于患者恢复元气，重新积聚精力。然而，动静应当结合，治疗才较全面，故静坐也常与一些动功结合起来进行锻炼。

四、站桩

站桩是武术家的气功，发源较晚，大概起于唐代。站桩是在站立姿势下练功，武术家认为这种姿势有助于锻炼精神内守，进退自如，同时可以练气强身，以气发力。《易筋经》提出了武术家练习气功的理论："练筋必须练膜，练膜必须练气……务培其元气，守其中气，保其正气……使气清而平，平而和，和而畅达，能行于筋，串于膜，以至通身灵动，无处不行，气至则膜起，气行则膜张，能起能张，则膜与筋齐坚齐固矣。"

站桩的方法常用的有以下数种：

（1）马步站桩功：足掌前后踏地站立，练习气贯丹田，并使足胫坚强（《少林拳术秘诀》）。

（2）丹田提气术：直身两足平立，先呼出浊气三口，然后曲腰，以两手直下，而后握固提上，使气贯丹田臂指间（《少林拳术秘诀》）。

（3）站桩提气术：马步站桩，双手朝天，自小腹向上提起至乳下，又复掌向下推之，而气自鼻中压出，作十数次（《武术汇宗》）。

（4）丁步气功法：站丁字步，两手平伸，收回吸气，推出呼气（用鼻呼吸）（《武术汇宗》）。

现代流行的三圆式站桩、健身桩等都是从武术家的站桩功演变而来的，用于强身和治病，确有显著效果，特别对神经衰弱、高血压和一般体弱者，有较好的治疗作用。站桩时的静力性肌肉紧张，有助于锻炼腰腿肌力，纠正上实下虚的现象，并有促进新陈代谢、增强体质的作用。

综上所述，我国气功源流久远，历历可寻。经过时代的考验，一些简朴的、有生命力的练功方法仍流传至今，成为我国有特色的养生保健手段，保障人民的健康服务。至于各式气功强身治病的原理，仍有待今后进一步研究。

"功夫"浅释

长期以来，我国传统导引术（保健和医疗运动、自我按摩及气功）在国外（尤其在欧美）被统称为"功夫"。"功夫"一词，源出何时何经何典、涵义如何、何时传到国外、目前该词在国内使用情况等问题，本节试作一探讨分析。

1."功夫"一词的出处

"功夫"一词的早期原型为"工夫"，因古代"工"与"功"通。比"工夫"或"功夫"更早出现的为"功"或"工"，试看下面引文（主要引用与养生、导引涵义有关的引文）。

"工"、"功"两词，用于表示养生及导引技术及方术者，最初为唐代道教修炼家的著作，如"行工养生"（《孙真人行工养生歌》），"只说行功并咽唾"（《还丹口诀歌》）。"功"发展至宋、明两代，常用于指各种导引养生方法类称，如"坐功"（《云笈七签·治万病坐功诀》），"补脾坐功"、"补心脏坐功"、"导引坐功"（《遵生八笺》），到清代又出现"内功"、"外功"（《内功图说》）、"动功"（《动功按摩秘诀》）。至于"气功"一词，有文献可查者，就我所见，最早载于1915年（民国四年）出版的《少林拳术秘诀》。

"工夫"、"功夫"为"工"、"功"的通俗用语，最早把养生、导引方法或修炼称为"工夫"者，当数唐代一些道家人士，如"百日工夫造化灵"（唐代钟离权）。宋以后，"工夫"与"功夫"两词开始运用，如："下手功夫"（宋代张伯端）、"入道功夫"（明代《赤凤髓》）、"六字功夫"（明代《遵生八笺》），至于把"武术"、"武艺"称为"功夫"，据信是从明朝开始。

总之，道家、养生家和武术家把他们修炼、锻炼的方术和技艺统称为"功夫"是有理由的，因为在汉语中"功夫"一词的本义，常用于指一种要经常练习、日积月累才能掌握和纯熟的技艺、方法和本领。

2."功夫"一词如何传到外国

18世纪法国传教士阿密奥曾在中国居留多年，回国后写了一本书，名为《关于中国历史、科学和艺术的回忆》。该书于1779年在巴黎出版，书中第四卷有一章的题目是《道士的功夫》（*Notice du Cong-Fou des Bonzes Tao-See*），专门介绍中国古代的导引和按摩，这是中国按摩和体操以"功夫"之名第一次传入欧洲的记录。19 世纪英医德贞氏为清朝同文馆教授，曾节译《遵生八笺》中的导引法，书名《功夫：道家的医疗体操》（*Kung Fu, Taoist Medical Gymnastics*），该书于 1895 年在天津出版。同年，德贞氏又在北京东方学会杂志第四期发表《功夫或医疗体操》（*Kung-fu or Medical Gymnastics*），内容也是介绍中国的导引术，其中有易筋经十二势图，大概是译自王祖源的《内功图说》。

到了现代，德国学者波根氏在《体育史》中记载，中国医疗体操历史甚为悠久，公元前 2000 多年已出现一种名为"功夫"的医疗保健体操。1953 年，欧洲学者戴兰氏等在《世界体育史》中说中国人把一种柔和的运动称为功夫。1959 年法国医学家哈尔氏在《中医》一书中谓中国的功夫包括有五禽戏、十八罗汉手、八段锦、易筋经、内功（道士体操）和近代的民族形式保健操。1961 年美国医疗体育专家利特氏在《医疗体操》一书中说，古代中国的功夫是世界上最早的医疗体操，中国的道士在公元前 1000 多年已经作这种功夫了，这种功夫采取祈祷和敬神的姿势，进行呼吸和专门的运动，用于减轻疼痛和其他症状。1962 年法国学者奥利维拉在一篇论文中提到了中国在公元前 2700 年已经实行按摩和功夫体操。

3. 要澄清的两个问题

在西方一些学者的专著中，对于中国传统导引术或运动疗法的历史，以讹传讹，有不少错误，需要纠正或澄清。

　　第一，有人说在中国古代出了一本叫做《功夫》或《康富》的书，是为中国最早的运动书籍。例如1947年詹森·纳尔逊氏在《护理按摩》一书中提到了中国古代有一书名为《道士的功夫》，其内描述有多种运动；前苏联莫什科夫在《医疗体育基本原理》里说，在公元前3000多年，古中国出现了《功夫》这本书；他还说"功"指艺术，"夫"指人，"功夫"也就是艺术工作者的意思；又说，这本书是医疗体操的重要起源，其中主要是叙述呼吸体操，并绘有进行体育活动时姿势的图形；前苏联萨尔基佐夫·谢拉金在20世纪50年代在《运动按摩》和《医疗体育》两本书中都说过，中国在公元前已写成《功夫》一书。德国运动医学专家阿诺氏在《运动医学教科书》中则说，中国在公元前2700年已有《功夫》这本书。

　　这种认为中国古代已有书名为《功夫》这样一本书的说法，是缺乏事实根据的。查我国古代并无《功夫》一书流传，我国古代最早的导引专书当推《汉书·艺文志》所载的《黄帝岐伯按摩十卷》，此书早成佚文，更不可能传到欧洲，那些认为中国古代曾有《功夫》这样一本书流传，恐是出于误解，实际上是受到了阿密奥文章统称中国导引术是"Kong Fou"（功夫）的影响。

　　第二，在讹传中，甚至有人（包括个别国人）认为中国古代有个名为"康富"的人著述按摩手册一书"流入法兰西"。当是阿密奥所著有关"功夫"的著述于1779年在巴黎出版，与所谓误传的"康富"实在无关。误传者却把阿密奥文章题目中的"Cong-Fou"音译为"康富"，并误传为一个人，而不是一种"技艺"和"方术"。

4. "功夫"一词在现代中国的使用

在现代中国,"功夫"一词已不常用于统称传统的运动疗法,而是用于统称"武术"、"武艺"。粤语称练习和表演武术为"打功夫"。1987 年出版的《中国功夫辞典》讲的都是武术,实际上是一本武术辞典。1989 年出版的我国权威辞书——新版《辞海》也把"功夫"作为武术的别称。至于古代功夫所包含的各种导引养生方术和锻炼,现代则具体直指各种方术或功种之名,而不笼统称之为功夫。实际上,古代"功夫"的总名称已分解为气功、保健功、保健按摩、太极拳、八段锦、易筋经等各种传统养生、保健和锻炼方法。

让气功走向世界

在历史上,中国独特的保健和治疗的"功夫"曾经对世界医学和体育的发展作出过贡献。1779 年,法国传教士 J. M. Amiot 在一篇《关于道士的功夫》的回忆录中,介绍了我国古代的坐功,对后来瑞典体操的兴起具有示范作用。19 世纪末,英医 J. Dudgeon 著《功夫或医疗体操》一书,详细介绍我国传统气功及八段锦等,引起了西方医学界的重视。

气功走向世界具有重大意义。首先,气功以其独特的生理效应和治疗效果,能够为人类的健康作出贡献,尤其在现代西方充满精神压力和紧张的生活中,气功能使练习者保持心平气和,身心悠畅而舒松,可以防治许多慢性病和老年病。其次，让气功成为世界上一些著名实验室和医院的研究对象，可以促进世界生物科学和生命科学的发展，特别有助于开发人类的潜能或作为老年人精神卫生的重要手段。第三，在推动气功走向世界的过程中，我国气功必将得到进一步完善和发展。

目前，气功在国外还较少为社会各界人士所知。尽管在美国、加拿大一些华裔较集中的城市中，华人社会或唐人街内有人教授和研究气功，甚至组织了有关气功之类的会社，出版有关气功的书籍，其他如美国、澳大利亚、日本一些外国人士对中国气功也很感兴趣，从事练习和进行研究，但与瑜伽（yoga）、超觉默想（transcendental meditation）对西方的影响相比而论，气功还有待努力推广。中国的气功还有巨大的潜力走向世界，还应该大大地进一步发挥它应有的影响。

让气功走向世界，意味着在国际气功领域里，中国气功要与国际上流行的其他功种，如瑜伽、超觉默想或称"超觉静坐"、坐禅（zen）、松弛反应（relaxation response）和自我训练（autogenic training）等来一番竞争。虽然学术和技术不同于商品，可以百花齐放，让世人各取所好和所需，谈不上竞争，但是从影响力、理论技术的完善程度以及从社会效益（身心保健）来说，的确存在着各种不同传统的气功之间竞争问题。中国气功历史悠久，其功效已经过千百年实践考验，其方式方法又别具一格，加以近年来又有许许多多的科学研究资料阐明其作用原理。本来已足以在世界气功领域里成为首屈一指、流传最广、声誉最高、影响最大的功种，而目前事实却并非如此，这就值得我们深思，研究对策，在当前大好形势下采取有效措施，促使气功早日成功地走向世界。

考虑到我国目前气功的状况和借鉴国外气功在世界上发展的经验，我个人认为，为了让中国气功走向世界，在世界气功之林里占据突出地位，我们应当采取以下的措施：

（1）气功种类单一化：在国内，各种各样的气功可以百花齐放，百家争鸣，但要推出世界，则只宜选择一、二种气功，重点突出，目标专一，容易传播和推广。如果几种甚至十多二十种同时推出，使人无所适从，互相削弱，很难成功。选择外传的功种，应从理论上、方法上、科学研究上、效果上都比较成熟和完善的功种中去挑选，以我个人之见，我建议选择静功中的内养功和强壮功。

（2）基本理论现代化：传统理论固然有其特点，言之有理，但古典的释义往往隐晦曲折，离现代科学概念和方法太远，国内读者尚且难懂，国外一般人更觉格格不入。因此，有必要实行中西医结合，用现代科学方法和知识重新整理古典气功理论，使之现代化，容易为国外人士所理解和接受，以利于推广。

（3）操作技术规范化：气功操作方法宜规范化，标准化，以求技术统一，便于推广，在规范化过程中，宜对操作技术删繁就简，力求合理化和简便易行。

（4）作用疗效科学化：为了有效地推行一种保健和治疗方法，最重要的是拿出科学的事实和证据来说明其作用原理和防治效果，对气功也是这样。应把近几十年来实验研究和临床观察的科学资料加以充分的介绍，并继续深入进行研究，更透彻地阐明其科学原理。只有这样，气功才能有实际的吸引力，取得信任。气功的效果不能只限于在医院条件下的医疗效果（减轻或消除症状，促进疾病痊愈），而且还应该扩展至在保健条件下的预防效果，以及在心理卫生上和智力开发上的效果。

（5）普及推广社会化：自古以来我国气功靠师傅带徒弟私相传授，近年来虽然在医院为患者个别指导，气功办班等，但终究是范围太窄。在国外传播气功应该设立专门的机构，采取现代化经营的方式或企业的方式进行管理，并在社会上通过多种机构（不仅医院，而且更重要的是学校、体育俱乐部、青年会、健身社团）进行传授和推广。同时，应该大量出版和发行有世界多种主要语言文字的气功书籍、录音带、录像带、挂图等，介绍简明扼要的方法，书内附有插图，以便于广大社会人士自学。

（6）学术交流国际化：在国内举办面向世界的国际气功培训和研究中心，接受世界各国人士来华学习和考察气功，交流学术经验，同时也可在国内举办国际气功研讨会，交流中国气功实践和研究经验。此外，还可派出代表团或气功学者到国外讲学，办训练班传授气功，出版外文气功杂志，进行学术交流。

为了做到上述六点，国内气功界人士应加强团结协作，加强气功的科学研究和对气功遗产的整理提高，并建议中央有关部门如卫生部中医司、中医研究院、中华全国中医学会等加强对气功研究和推广的统一领导。可以预期，随着我国的对外开放政策的进一步贯彻和气功学术的进一步繁荣，我国气功走向世界这一目标必将实现，中华民族的健身瑰宝将造福于人类，为增进人类的健康服务。

参考文献

本书各章节引用文献均来自作者本人著作，开列如下：

书籍类：

[1] 中国康复医学[M]. 华夏出版社，1990

[2] 中国残疾预防学[M]. 华夏出版社，1998

[3] 社区康复讲义. 中山大学，2000

[4] 新崛起的康复医学[M]. 山东友谊出版社，2001

[5] 中国康复医学（第2版）[M]. 华夏出版社，2003

[6] 睡眠真谛[M]. 广东科技出版社，2003

[7] 名曲良医[M]. 太平洋影音公司，2006

[8] 养生保健的智慧[M]. 求真出版社，2010

[9] 老年·音乐·精神[M]. 中国中医药出版社，2011

[10] 实用康复疗法手册[M]. 中国盲文出版社，2012

论文类：

[1] 中国古代养生思想浅探. 广东医学（祖国医学版）[J]. 1963，（1）：13

[2] 气功科学谈. 新体育[J]. 1978，7

[3] 气功源流略考. 气功精选 [M]. 人民体育出版社，1981

[4] Comparative therapeutic exercise：East and West. Comparative Medicine East and West [J]. 1982，6（4）：263

［5］理疗学、物理医学、康复医学间的联系与区别．中华理疗杂志［J］．1984，1：50

［6］《少林拳术秘诀》中的气功．按摩与导引［J］．1985，2：27

［7］让气功走向世界．按摩与导引［J］．1986，2：1

［8］中国社区康复模式的探讨．中国康复医学杂志［J］．1987，2（1）：1

［9］社区康复——金花街迈开第一步．中国康复医学杂志［J］．1987，2（4）：170

［10］试析康复医学与运动医学的联系和区别．中国康复医学杂志［J］．1991，6（4）：181

［11］试论中华医学气功的传统与特点．按摩与导引［J］．1993，（1）：1

［12］康复治疗的中西医结合的渠道和发展前景．中国康复医学杂志［J］．1994，9（4）：145

［13］"功夫"浅释．按摩与导引［J］，1995，5：1

［14］建设有中国特色的康复医学学科．中国康复医学杂志［J］．1997，12（2）：49

［15］实行规范化、优质、重点的培养方针——加强我国康复医学专业教育刍议．现代康复［J］．1999，3（5）：513

［16］Community-based Rehabilitation in the People's Republic of China. Disability and Rehabilitation ［J］. 1999，21（10 ~ 11）：490

［17］The community-based rehabilitation experience in China. A Handout for the Course Session. 61st AAPM&R 1999，Washington D. C.

［18］春雨足，染就一溪新绿．中国临床康复［J］．2002，

6（1）：4

　　［19］社区康复与社区卫生服务.中国全科医学［J］. 2002，5（5）：337

　　［20］论临床康复.中国临床康复［J］. 2002，6 （5）：674

　　［21］工医结合，推进新世纪康复工程的发展.中国康复医学杂志［J］. 2002，17（5）：260

　　［22］骨科康复学的内涵和发展趋势.中华创伤骨科杂志［J］. 2003，（3）：482

　　［23］现代功能训练的新概念与新技术.中国康复医学杂志［J］. 2003，18（7）：388

　　［24］关于我国康复治疗技术教育改革与发展若干问题分析.中国康复医学杂志［J］. 2004，19（6）：411

　　［25］综合医院康复医学科建设的发展与提高.中国临床康复［J］. 2005，9（1）：7

　　［26］地震救援及灾区重建中康复医疗应对的策略.科技导报［J］. 2008，26（11）：25

　　［27］我国当代康复医学发展趋势的展望.中国康复医学杂志［J］. 2009，24（1）：1

　　［28］社区卫生院怎样开展康复服务.医药经济报［N］. 2009，4，16

　　［29］世界残疾人事业的转折点.中国康复医学杂志［J］. 2011，26（9）

　　［30］关于贯彻执行《社区康复指南》的刍议.中国康复医学杂志［J］. 2013，28（4）：291